L. Rabenseifner ■ C. T. Trepte

Endoprothetik Knie

L. Rabenseifner C. T. Trepte

Endoprothetik KNIE

Mit 75, zum Teil zweifarbigen Abbildungen

STEINKOPFF
DARMSTADT

Prof. Dr. med. L. RABENSEIFNER
Chefarzt der Abteilung Orthopädie
des Klinikums Offenburg
Ebertplatz 12, 77654 Offenburg

Prof. Dr. med. C. T. TREPTE
Baumann-Klinik
Klinik für Orthopädie, Rheumatologie und Handchirurgie
Alexanderstr. 5–7a, 70184 Stuttgart

ISBN 978-3-7985-1268-9 ISBN 978-3-642-57622-5 (eBook)
DOI 10.1007/978-3-642-57622-5

Die Deutsche Bibliothek – CIP-Einheitsaufnahme
Ein Titeldatensatz für diese Publikation ist bei
Der Deutschen Bibliothek erhältlich

http://www.steinkopff.springer.de

Ursprünglich erschienen bei Steinkopff-Verlag Darmstadt 2001

Umschlaggestaltung: Erich Kirchner, Heidelberg
Herstellung: Klemens Schwind
Satz: K+V Fotosatz GmbH, Beerfelden

SPIN 10760050

Vorwort

Die Kniegelenksarthrose ist eine zahlenmäßig bedeutende Erkrankung in unserer Zeit geworden.

Die moderne Behandlung verbindet differenziertes Vorgehen mit Standardisierung der Operationstechnik, der Instrumentarien und der Implantate.

Durch stadiengerechte, standardisierte Therapie konnten große Erfolge erzielt werden. So ist es nicht verwunderlich, wenn die Zahl der Kniegelenksoperationen in der Vergangenheit stetig gestiegen ist.

Thema unseres Buches ist die Knieendoprothetik, wobei Indikation, spezielle Operationstechnik auch in Problemfällen sowie Tipps und Tricks für die tägliche Praxis vermittelt werden.

Das Buch stellt – unterstützt durch einprägsame Zeichnungen – die heutigen im chirurgischen Alltag auftretenden Probleme dar und ist eine Hilfe bei deren Bewältigung.

Die Stichworte am Rande sollen die Arbeit mit dem Buch erleichtern.

Wir hoffen, dass unser Buch dazu beitragen wird, Fehlindikationen zu vermeiden und den operativen Standard in der Kniechirurgie anzuheben.

Dem Steinkopff Verlag, insbesondere Frau Dr. G. Volkert, gebührt unser Dank für die geduldige Begleitung unserer Arbeit am Manuskript und die Ausgestaltung des jetzt vorliegenden Buches.

Offenburg und Stuttgart, Sommer 2001

L. Rabenseifner
C. Trepte

Inhaltsverzeichnis

KAPITEL 1

Indikationsstellung für gelenkerhaltende und gelenkersetzende Behandlungsverfahren

L. RABENSEIFNER

Kniegelenksarthrose

Die Häufigkeit der Kniegelenksarthrose wird von Chang (1989) mit 17 Prozent bei den über 65-jährigen angegeben. Falson (1985) beschreibt, dass die radiologische Arthrose mit dem Alter zunimmt, die klinische Symptomatik ab dem 65. Lebensjahr bis ins hohe Lebensalter sich bei ca. 20 Prozent zu klinisch relevanten Gonarthrosen einpendelt. Dies legt dar, dass die Gonarthrose ein zahlenmäßig bedeutendes Krankheitsbild ist.

Ursache der Gonarthrose

Die Ursache der Gonarthrose ist primär eine mechanische Zerstörung des hyalinen Gelenkknorpels, sekundär kommt es dann zu ischämischen Knochennekrosen. Knorpel-Knochen-Fragmente führen dann zu einer fibrinösen Detritussynovialitis, die als Schmerzursache bekannt ist. Abbildung 1.1 zeigt Femurkondylen bei fortgeschrittener Gonarthrose. An den komplett von Knorpel befreitem Knochen grenzt im Randbereich noch fibrillierter Knorpel.

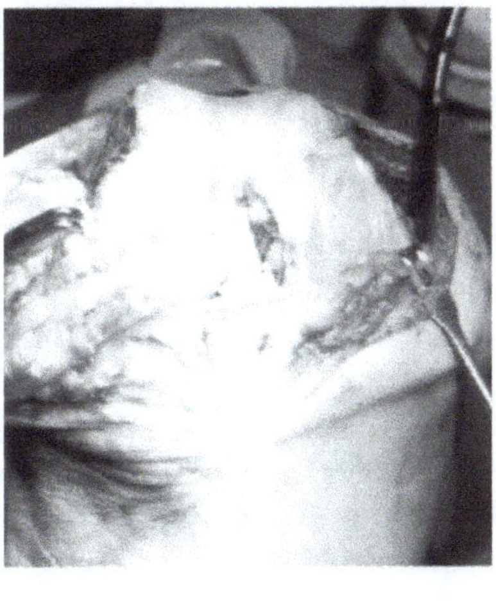

Abb. 1.1. Femurkondylen bei fortgeschrittener Gonarthrose

rheumatoide Arthritis

Der Pathomechanismus bei rheumatoider Arthritis ist etwas anders, da es sich hier primär um ein entzündliches Geschehen handelt. Die entzündete, tumorartig wachsende Synovialis wächst einerseits auf den Gelenkknorpel und andererseits in die subchondrale Knochenschicht. Dadurch kommt es zu einem Knorpel-Knochen-Substanzverlust. Dieser Knorpel-Knochen-Substanzverlust in Kombination mit der Synovialitis-bedingten Destruktion der kniestabilisierenden Strukturen führt zu einer biomechanisch relevanten Belastungsänderung im Kniegelenksbereich, die Ursache ist für die sogenannte sekundäre Arthrose. Hat sich auf die Synovialitis-bedingte Zerstörung der Knorpel-Knochen-Struktur eine biomechanisch bedingte Abnutzung aufgepfropft, können wir das ganze Geschehen Arthritisarthrose nennen.

Knorpel-Knochen-Substanzverlust

sekundäre Arthrose

Arthritisarthrose

Detritussynovialitis

Therapeutische Maßnahmen

Therapeutische Maßnahmen müssen sich nach dem Schweregrad der Veränderungen richten. Das klinische Bild ist geprägt durch frühzeitige synovitische Schwellungen im Bereich des oberen Recessus. Schmerzbedingt können frühzeitig Funktionseinschränkungen nachgewiesen werden. Bandinstabilitäten werden klinisch am besten im schmerzfreien Intervall untersucht. Größere Bakerzysten sowie massive Achsabweichungen sind der Blickdiagnostik zugänglich.

Röntgendiagnostik

Die Röntgendiagnostik des Kniegelenkes in 2 Ebenen ist richtungweisend für den einzuschlagenden therapeutischen Weg. In der Rheumaorthopädie ist die Einteilung nach Larsen, Dale und Eek üblich:

Einteilung nach Larsen, Dale und Eek

- Im Stadium 0 nach Larsen ist die beginnende Kniegelenksschwellung ohne sichtbare Röntgenzeichen nachweisbar.
- Im Stadium I sind auftretende klinische Reibegeräusche und konstanter Schmerz mit beginnenden gelenknahen osteoporotischen Aufhellungen verbunden.
- Das Stadium II ist gekennzeichnet durch leichte subchondrale Sklerosierung mit leichten osteophytären Randzacken.
- Das Stadium III zeigt zunehmende Sklerosierung im femoralen Patellagleitlager, was klinisch kombiniert ist mit deutlichem retropatellarem Reibegeräusch und Druck- und Belastungsschmerzen des Patellagleitlagers. Zunahme der destruktiven Veränderungen und Gelenkspaltverschmälerung sind nachweisbar.
- Kommt es zu weiteren destruktiven Veränderungen und Gelenkspaltverschmälerung, spricht man vom Stadium IV.

- Im Stadium V herrschen mutilierende Veränderungen vor, ein eigentlicher Gelenkspalt ist in der Regel nicht mehr nachweisbar.

Sonographie, Szintigraphie, CT- und MRT-Untersuchungen sind speziellen Indikationen vorbehalten.

Sonographie, Szintigraphie, CT- und MRT-Untersuchungen

Die therapeutischen Verfahren können wir heute in gelenkerhaltende sowie gelenkersetzende Eingriffe einteilen.

Gelenkerhaltende Eingriffe sind:
- die stadiengerechte arthroskopische Arthrosetherapie,
- die Kapsel-Band-Stabilisierung,
- die Umstellungsosteotomie.

Therapie

Als *gelenkersetzende Eingriffe* sind zu nennen:
- die unikondyläre Prothese,
- die bikondyläre Prothese, die entweder ungekoppelt oder weniger und mehr gekoppelt eingesetzt werden kann,
- die Scharnierprothese.

Gelenkerhaltende Eingriffe

Stadiengerechte arthroskopische Arthrosetherapie: Der erste gelenkerhaltende Eingriff ist die stadiengerechte arthroskopische Arthrosetherapie. Es muss klar sein, dass für die Prognose der Gonarthrose immer der Chondromalazie-Grad richtungweisend ist. Bei schweren chondromalazischen Zerstörungen kann die Behandlung eines Meniskusschadens, die Entfernung von Osteophyten oder freien Gelenkkörpern nur eine vorübergehende Besserung bringen. Schon viele Wissenschaftler haben sich mit der Behandlung der Chondromalazie beschäftigt. Von Lanny Johnson wurde die Abrasionsarthroplastik inauguriert. Friedmann (1984), Dzioba (1985) sowie Lanny Johnson (1986) berichten über 50 Prozent gute, d.h. aber auch über 50 Prozent schlechte Ergebnisse. Erste kritische Stimmen über die Abrasionsarthroplastik kamen von J.M. Bert 1989. In einer vergleichenden Studie zwischen Debridement und Abrasion stellte Bert fest, dass die besseren Ergebnisse eher bei einem Debridement als bei einer Abrasion zu finden seien. Bert führt dies darauf zurück, dass das fibrokartilaginäre Ersatzgewebe nach Abrasionsarthroplastik eine verminderte Belastbarkeit besitzt. Wittenberg (1988) beschreibt vermehrte Auffaserungen durch Fräsergebrauch so-

Prognose der Gonarthrose

Chondromalazie

Abrasionsarthroplastik

Debridement

Abrasion

fibrokartilaginäre Ersatzgewebe

wie lichtmikroskopische Riefenbildungen nach Abrasionsarthroplastik.

Outerbridge

Die Vorteile der Arthroskopie bestehen selbstverständlich in der Differenzierung der Chondromalaziegrade, die wir nach Outerbridge einteilen, gleichzeitig kann eine stadiengerechte Arthrosetherapie eingeleitet werden. Stadium I nach Outerbridge bezeichnet ein Knorpelödem, bei dem die Spitze des arthroskopisch eingeführten Tasthakens in den farblich veränderten Gelenkknorpel einsinkt, ohne Spuren zu hinterlassen. Können Spalten und Fransen bewegt werden, entspricht dies dem Grad II. Kann der Knorpel unterminiert werden und gelangt der Tasthaken bis auf den subchondralen Knochen, spricht man vom Stadium III. Bei Stadium IV ist die sogenannte Knochenglatze nachweisbar (Abb. 1.2 und 1.3).

Grifka (1984) verlangt bei Grad I eine Lavage, bei Grad II eine Lavage, ein Debridement und wir empfehlen gegebenenfalls auch eine Lasertherapie. Bei Grad III Lavage, Debridement, Pridiebohrung und bei Grad IV Lavage und Debridement.

Der Chondromalazie Grad III und IV stellt selbstverständlich schon eine Grenzindikation zu anderen operativen Ver-

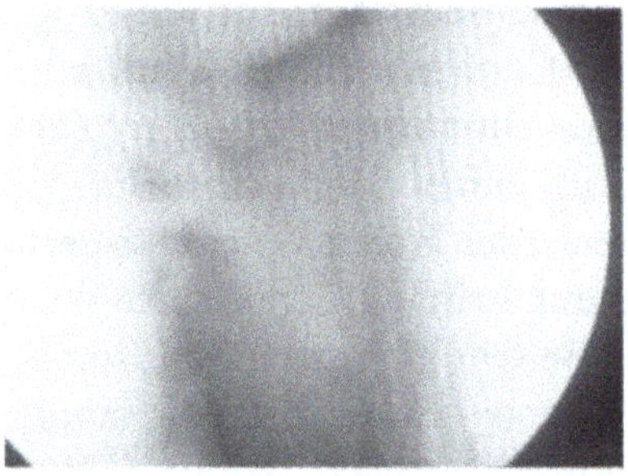

Abb. 1.2. Chondromalazie-Stadium I–II nach Outerbridge in der Trochlea

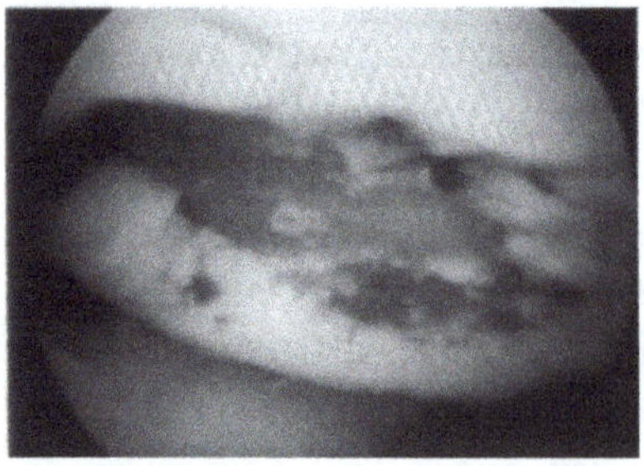

Abb. 1.3. Chondromalazie-Stadium III–IV nach Outerbridge

fahren, nämlich zu Umstellungsosteotomien bzw. zur Endoprothese, dar.

■ **Kapsel-Band-Stabilisierung:** Eine der wesentlichen stabilisierenden Pfeiler des Kniegelenkes ist das vordere Kreuzband, das hier beispielhaft dargestellt werden soll.

vorderes Kreuzband

Die normale Kinematik des Kniegelenkes ist eine Roll-Gleit-Bewegung. Bei einem reinen Rollen würde der Femur über die Tibia hinüberrollen, bei einem reinen Gleiten würde der Femur bei 130 Grad an der dorsalen Kante der Tibia anstoßen. Kommt es zu einer Verletzung des vorderen Kreuzbandes, so kommt es auch zu einer Desintegration dieser Roll-Gleit-Bewegung. Partielles Rollen wird gefolgt von nachholendem Gleiten. Der Femurauflagepunkt wird rückverlagert, was zu einer Überlastung der hinteren Anteile des Kniegelenkes, speziell der Hinterhörner beider Menisken führt. Wenn wir den Spontanverlauf einer unbehandelten vorderen Kreuzbandruptur betrachten, so kommt es zu einer zunehmenden Verschlechterung der Funktion des Kniegelenkes, zur Zunahme der sekundären Meniskusschäden, vor allem im Hinterhornbereich, und zur Zunahme der sekundären Knorpelschäden durch die sekundären Meniskusschäden. Die Spätfolge ist dann eine instabilitätsbedingte Arthrose. Aus diesem Grunde sollte im Sinne eines gelenkerhaltenden Eingriffes eine vordere Kreuzbandruptur, wenn sie muskulär nicht kompensiert werden kann, stabilisiert werden.

Kinematik des Kniegelenkes
Roll-Gleit-Bewegung

Desintegration dieser Roll-Gleit-Bewegung

instabilitätsbedingte Arthrose

Bei instabilitätsbedingten Arthrosen verlangen Jakob und Stäubli (1990) eine lateral zuklappende Osteotomie bei einer Korrektur über 10 Grad und eine medial aufklappende Osteotomie bei Korrekturen zwischen 5 und 7 Grad.

instabilitätsbedingte Arthrosen
Osteotomie

Liegt nur eine leichte Arthrose, eine gute Kniefunktion und eine erhebliche Instabilität vor, sollte nach Jakob und Stäubli die Osteotomie mit einer vorderen Kreuzbandplastik kombiniert werden.

Fujisawa stellte 1979 in einer groß angelegten Studie, bei der er die Knorpelregeneration nach Umstellungsosteotomieen arthroskopisch überprüfte, fest: die besten Ergebnisse liegen dann vor, wenn der Kreuzungspunkt der mechanischen Achse zwischen 30 und 40 Prozent im lateralen Kompartiment liegt. Bei der Berechnung der Größe des Resektionswinkels der Umstellungsosteotomie sollte dieser ideale Kreuzungspunkt von 30 bis 40 Prozent im lateralen Kompartiment berücksichtigt werden.

■ **Umstellungsosteotomie:** Als weitere Möglichkeit gelenkerhaltender Eingriffe muss die Umstellungsosteotomie bezeichnet werden.

Bei einer unikondylären Fehlstellung, z. B. im Varussinne, kommt es zu einem Knorpelabrieb medialseitig, zu einem einseitigen Substanzverlust, zur Verschiebung der mechanischen Achse in Richtung Varus sowie zu einer Überdehnung des Kapsel-Band-Apparates auf der lateralen Seite. In Abhängigkeit von der Zeit führen diese Veränderungen zu einer Arthrose.

Die Indikation zur kniegelenksnahen Osteotomie wird bei jüngeren Patienten nach präventiven, bei älteren Patienten nach kurativen Überlegungen gestellt. Präventiv bedeutet hier, das Ausmaß der Achsabweichung muss korrigiert werden, und kurativ bedeutet, dass eine Funktionsverbesserung durch die physiologische Beinachse und vor allen Dingen durch die Wiedererlangung der Gelenkstabilität erreicht wird.

präventiv

kurativ

Indikation zur Umstellung

Die Indikation zur Umstellung ist dann unserer Meinung nach gegeben, wenn eine Varus-Valgus-Deformität größer als 5 Grad ist, wenn eine ausgleichbare Bandinstabilität vorhanden ist und wenn das Bewegungsausmaß größer als 90 Grad ist. Die Ergebnisse der Umstellung sind gut, wenn eine Korrektur um einen Valguswinkel von 9 ± 2 Grad erreicht wird und wenn es sich primär um stabile Gelenke gehandelt hat.

Tibiakopfosteotomie

suprakondyläre Umstellungsosteotomie

Bei Varusgonarthrosen, bei denen die Kniebasislinie zur mechanischen Achse absteigt, wird eher eine Tibiakopfosteotomie und bei Valgusgonarthrosen, wo die Kniebasislinie zur mechanischen Achse aufsteigt, eher eine suprakondyläre Umstellungsosteotomie durchgeführt.

Lateralisation der Patella

Varusgonarthrose

Valgusgonarthrose

Medialversetzung der Tuberositas tibiae

Grammont (1985) macht darauf aufmerksam, dass der Streckapparat erheblichen Einfluss auf die Belastung der einzelnen Kniegelenkskompartimente besitzt. Eine Lateralisation der Patella gleicht eine Varusgonarthrose aus und fördert eine Valgusgonarthrose. Nach Grammont sollte bei einer Varusgonarthrose eine Tibiakopfosteotomie durchgeführt werden, bei Valgusgonarthrosen sollte das Ganze etwas differenzierter betrachtet werden. Liegt bei einer Valgusgonarthrose eine laterale Patellasubluxation vor, kann eine Medialversetzung der Tuberositas tibiae ausreichend sein. Bei gleichzeitigem Vorliegen einer Hypoplasie des lateralen Kondylus muss jedoch eine suprakondyläre Femurosteotomie durchgeführt werden.

Neben den unzweifelhaft guten Ergebnissen der Umstellungsosteotomie müssen auch eventuelle Komplikationen genannt werden. Insall (1984) beschreibt allgemeine Komplikationen wie tiefe Beinvenenthrombosen, Lungenembolien, Infektionen, Nervenläsionen, die reversibel oder irreversibel sein können, Pseudarthrosen, Überkorrekturen, Unterkorrekturen und Korrekturverlust. Insall schreibt, dass in 85 Prozent der Fälle nach Umstellungsosteotomien nach 2 Jahren gute Ergebnisse vorliegen, nach 9 Jahren sind jedoch nur noch 37,5 Prozent der Ergebnisse als gut zu bezeichnen.

Komplikationen

Bei der Indikation für Tibiakopfosteotomien ist die evtl. spätere Implantation einer Knieendoprothese mit zu berücksichtigen. Der Verbindungslinie zwischen dem medialsten und lateralsten Punkt der ehemaligen Epiphysenfuge ist hier besondere Beachtung zu schenken. Die proximale tibiale epiphyseale Achse ist die Linie zwischen dem Kniezentrum und dem Mittelpunkt dieser Verbindungslinie und bildet mit der mechanischen Achse der Tibia den sogenannten epiphysealen Varuswinkel, der normalerweise 9 Grad beträgt. Wird durch eine Tibiakopfosteotomie dieser Winkel wesentlich verändert, so verändert sich selbstverständlich auch die Bandspannung der Kollateralbänder. Wird z. B. durch eine valgisierende Tibiakopfosteotomie dieser Winkel wesentlich kleiner, kommt es zu einer Elongation des lateralen Kollateralbandes, zu einer Anspannung des medialen Kollateralbandes und zu einem virtuellen Knochenverlust auf der medialen tibialen Kondylenseite. Bei der späteren Implantation der Knieprothese ist dieser virtuelle Knochenverlust nur durch ein ausgedehntes mediales Release oder die Implantation einer horizontal stabilisierten bikondylären Prothese auszugleichen.

epiphysealer Varuswinkel

virtueller Knochenverlust

Unbedenklich für die Implantation einer Knieendoprothese nach erfolgter Umstellungsosteotomie ist die Situation dann, wenn durch die Umstellungsosteotomie der physiologische epiphyseale Varuswinkel erreicht werden konnte.

Mit Insall sehen wir, dass die Indikation für die Umstellungsosteotomie mehr und mehr zugunsten gelenkersetzender Eingriffe eingeschränkt wird, zumal wenn es sich um inaktive Patienten, die älter als 60 Jahre sind, und um schwere Kniegelenksdeformierungen handelt. Hier erscheint uns die Arthroplastik die bessere Wahl gegenüber der Umstellungsosteotomie zu sein.

Indikation für die Umstellungsosteotomie

Gelenkersetzende Eingriffe

Die Klassifikation der Knieendoprothesen ist nicht einheitlich. Nach klinischen Gesichtspunkten erscheint uns die Einteilung in unikondyläre, bikondyläre und Scharnierprothesen sinnvoll.

- **Unikondyläre Prothese:** Bei der unikondylären Prothese wird die Gelenkoberfläche nur eines Kniegelenkkompartimentes (medial oder lateral) ersetzt.

Einbein-Ganzbein-Stehaufnahme

Die Einbein-Ganzbein-Stehaufnahme ermöglicht eine exakte präoperative Planung der Prothesengröße und des so wichtigen tibialen Schnittes in Abhängigkeit von der mechanischen Achse.

Varus- und Valgusstressaufnahmen zeigen

- die Knorpeldicke des nicht betroffenen Kompartimentes,
- die Korrekturmöglichkeit bei Ersetzen des Knorpel-Knochen-Substanzdefektes,

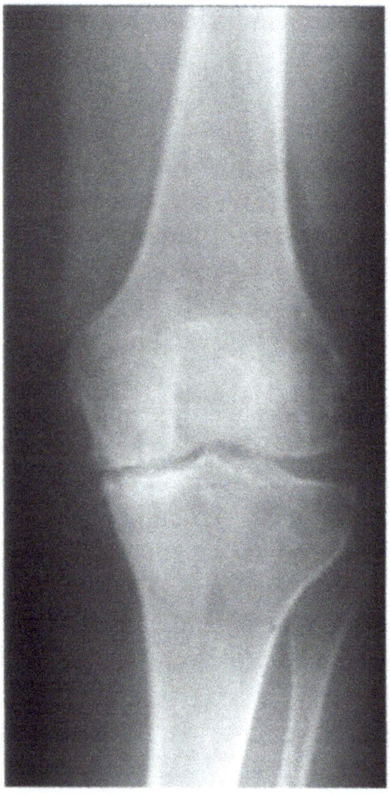

Abb. 1.4. Einbein-Ganzbein-Stehaufnahme des Kniegelenks

- Über- bzw. Unterkorrekturen,
- zeigen die Beeinträchtigung des nicht betroffenen Kompartimentes deutlicher als Standardaufnahmen (Abb. 1.4 und 1.5).

Mit Hilfe des unikompartimentellen Gelenkersatzes wird der Knorpel-Knochen-Substanzverlust in der Weise ersetzt, dass postoperativ die Bandspannung sowohl auf der konkaven als auch auf der konvexen Seite wieder der physiologischen Bandspannung entspricht. Die korrigierte Einbeinganzaufnahme (Stressaufnahme im Einbeinstand) (Abb. 15.5) ermöglicht die genaue Beurteilung des Knorpel-Knochen-Substanzverlustes und deckt die für die unikondyläre Prothese so wichtige Über- bzw. Unterkorrektur nach Ausgleich des Knochen-Knorpel-Substanzverlustes auf.

Bandspannung

korrigierte Einbeinganzaufnahme

Der Funktionsverlust des vorderen und hinteren Kreuzbandes ist für uns eine Kontraindikation für eine unikondyläre Prothese. Die unikondyläre Prothese ist kein halbes bikondyläres Kniegelenk, sondern ermöglicht durch den

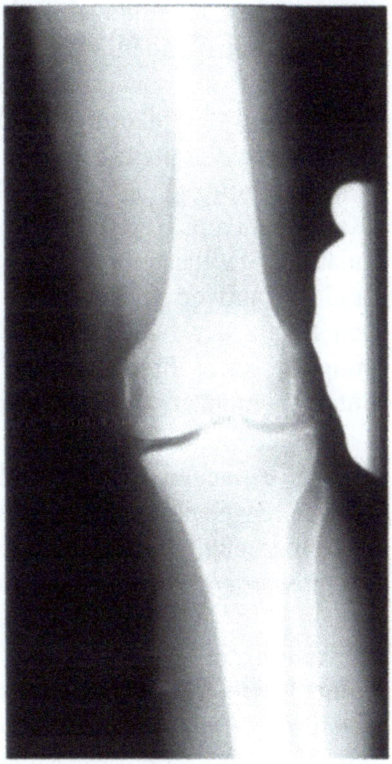

Abb. 1.5. Sog. korrigierte Einbein-Ganzbein-Stehaufnahme

Ausgleich des Knorpel-Knochen-Verlustes eine physiologische Bandspannung und eine physiologische Kinematik. Aus diesem Grunde ist die Selektion des Krankengutes wichtig, um gute Ergebnisse zu erzielen. Eine Patientenauswahl könnte so aussehen, dass der Patient älter als 60 Jahre sein sollte, leichter als 70 kg ist, nur geringen Ruheschmerz hat, ein Bewegungsausmaß von 90 Grad und mehr besitzt, das Streckdefizit kleiner als 5 Grad ist, die Deformität kleiner als 15 Grad und vor allen Dingen auch die Deformität passiv ausgleichbar ist. Wenn die Ergebnisse mit unikondylären Prothesen auch als gut zu bezeichnen sind, so ist die Indikation doch durch eine starke Selektion eingeschränkt. In diesem Sinne ist der Morbus Ahlbäck eine gute Indikation für unikondyläre Prothesen.

Selektion des Krankengutes

■ **Bikondyläre Prothesen:** Mit Hilfe des Oberflächenersatzes, der beide Kniegelenkkompartimente substituiert, können schwerere Knorpel-Knochen-Substanzdefekte ausgeglichen und in Kombination mit einem Weichteilrelease Achskorrekturen vorgenommen werden. Im Unterschied zur unikondylären Prothese handelt es sich bei der bikondylären Prothese nicht um einen einfachen Spacer, sondern mit Hilfe des vorzuschaltenden Weichteileingriffes wird die Kniefunktion durch die zu erreichende Achskorrektur wiederhergestellt und der bikondyläre Oberflächenersatz anschließend implantiert. Voraussetzung für die Implantation einer bikondylären Prothese ist ein noch funktionstüchtiger passiver (Kapselbandstrukturen) und aktiver (Beuge- und Streckmuskulatur) Stabilisator. Abhängig vom jeweiligen Funktionsgrad der aktiven und passiven Strecker kann neben dem reinen Ersatz der femurotibialen Artikulation eine Einschränkung der sechs Freiheitsgrade des Kniegelenkes durch Wahl unterschiedlicher Implantate eingeschränkt werden.

Weichteilrelease

Achskorrektur

Der einfache bikondyläre Oberflächenersatz wird bei Knorpel-Knochen-Substanzverlusten des medialen und lateralen Kniegelenkkompartimentes sowie bei Achsfehlstellungen eingesetzt, die durch ein Weichteilrelease suffizient behoben werden können (Abb. 1.6 und 1.7).

■ **Semiconstrained bikondyläre Prothesen:** Durch die Verwendung der interkondylären Box femoral in Kombination mit einem interkondylär erhöhten Tibiainlay ist es möglich, weitere Freiheitsgrade des Kniegelenkes einzuschränken. Die

Freiheitsgrade des Kniegelenkes

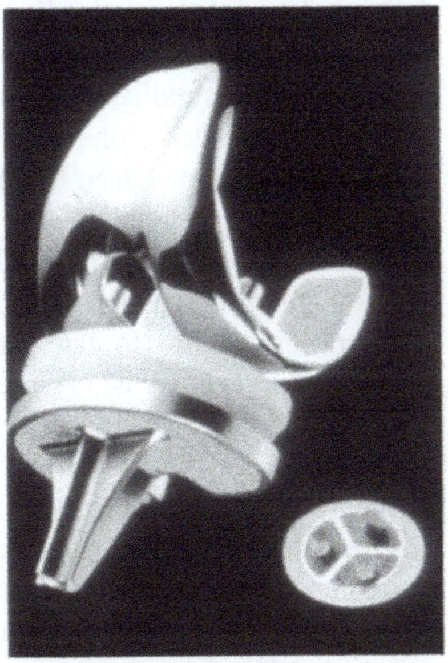

Abb. 1.6. Bikondylärer Oberflächenersatz

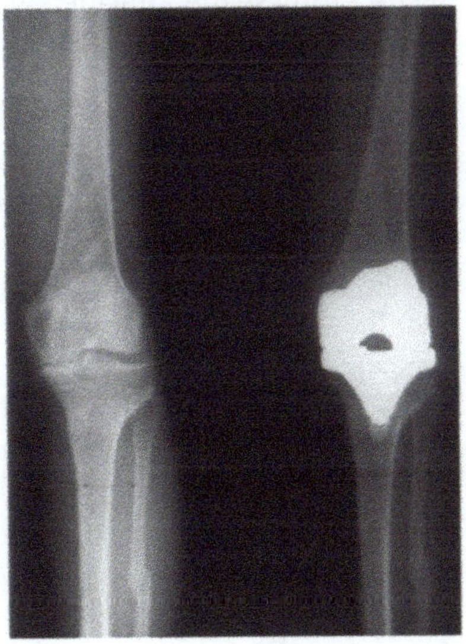

Abb. 1.7. Röntgenbild eines bikondylären Oberflächenersatzes

Bewegung im Sinne der hinteren Schublade sowie die Abduktions- und Adduktionsbewegungen des Unterschenkels können mit Hilfe dieser veränderten bikondylären Prothese eingeschränkt werden. Von einer posterior stabilisierten Knieendoprothese sprechen wir dann, wenn nur der Freiheitsgrad im Sinne der hinteren Schublade behindert wird. Wenn durch die Höhe der Box und die Form des interkon-

posterior stabilisierte Knieendoprothese

dylären Tibiainlays auch die Valgus- bzw. Varusbewegung des Unterschenkels eingeschränkt wird, sprechen wir von einer horizontal stabilisierten bikondylären Prothese. In Abhängigkeit von der Höhe der interkondylären Box und der Höhe des interkondylären Tibiainlays ist hier die horizontale Stabilisierung zu dem Preis zu erreichen, dass auch die Innen- bzw. Außenrotation des Unterschenkels in Flexionsstellung erheblich eingeschränkt wird.

horizontal stabilisierte bikondyläre Prothese

Je größer die horizontale Stabilität durch die bikondyläre Prothese vorgegeben ist, je mehr Scherkräfte treten im Bereich Implantat - Zement - Knochen auf. In der Regel können solche Scherkräfte nur durch den Einsatz von Stemverlängerungen im Bereich der femoralen und tibialen Knieprothesenteile aufgefangen werden (Abb. 1.8 und 1.9). Solche horizontal stabilisierten bikondylären Prothesen sind bei extremen Valgus-/Varusdeformitäten indiziert. Bei rheumatoider Arthritis, wenn damit zu rechnen ist, dass die Grundkrankheit fortschreitet, hat die horizontal stabilisierte bikondyläre Prothese die Aufgabe, die Kollateralbänder zu schützen, um sekundäre Instabilitäten zu vermeiden.

Stemverlängerungen

■ **Scharnierprothesen:** Bei Insuffizienz entweder der aktiven Stabilisatoren (Streckmuskulatur) oder der passiven Stabilisatoren ist die Indikation für eine Scharniergelenksendoprothese gegeben. Es handelt sich hier um formschlüssige Prothesen, die ein einfaches Scharnier besitzen, bei denen die

formschlüssige Prothesen

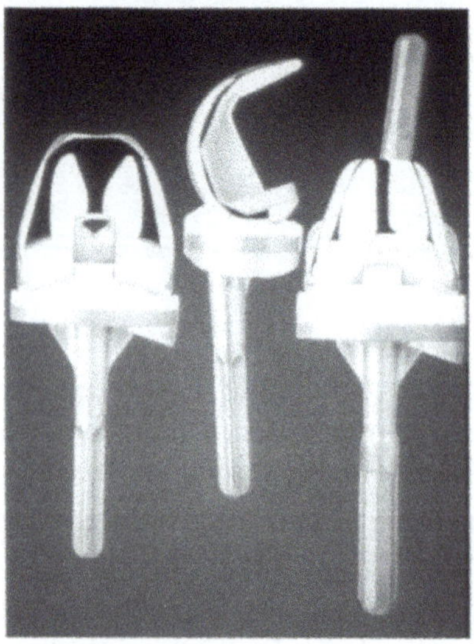

Abb. 1.8. Horizontal stabilisierte bikondyläre Prothese mit der Möglichkeit der Stemverlängerung femoral und tibial

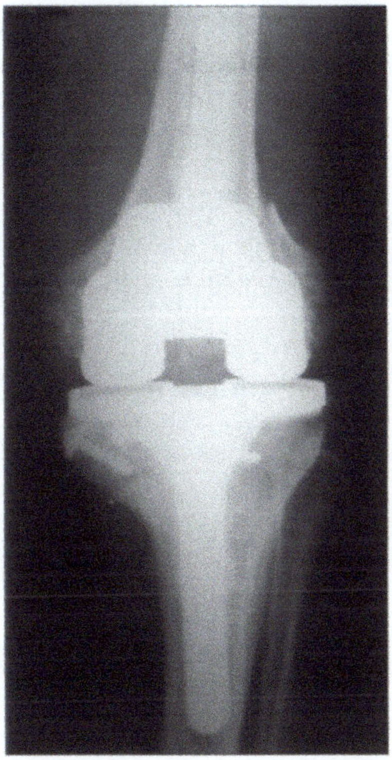

Abb. 1.9. Postoperatives Röntgenbild einer horizontal stabilisierten bikondylären Prothese nach schwerer Varusgonarthrose in Kombination mit lateraler Femurfraktur und medialem tibialen Knochenaufbau

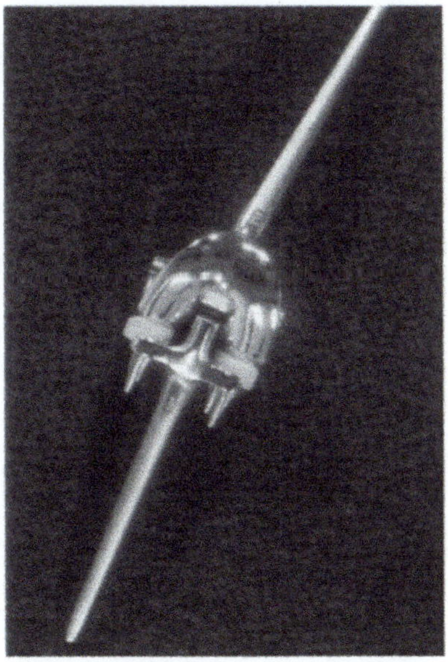

Abb. 1.10. Scharnierprothese. Beispiel Blauth-Knieprothese

Drehachse des Kniegelenkes unphysiologisch in nur einer Ebene verläuft (Abb. 1.10). Es können auch Scharnierprothesen eingesetzt werden, die eine axiale Rotation erlauben. Beiden Typen von Scharnierprothesen ist jedoch gemeinsam, dass sie völlig unabhängig von aktiven und passiven Stabilisatoren die Ab- und Adduktion, die Bewegungsabläufe im Sinne der vorderen bzw. hinteren Schublade, die mediale bzw. laterale Translation und die Distraktion bzw. Kompression des Gelenkes nicht ermöglichen.

axiale Rotation

Kapitel 2

Technische Besonderheiten für die Implantation bikondylärer Prothesen

C. T. Trepte

Der Operateur ist der entscheidende Faktor, um Fehlschläge wie aseptische Lockerungen der Knieendoprothese zu vermeiden.

Fehlschläge

Wichtige Punkte sind:

- Alignment der Extremität und der Prothesenkomponenten,
- Erhalt oder Wiederherstellung einer normalen Bandspannung,
- tibialer kortikaler Aufsitz der Prothese,
- nicht zu tiefe Tibiaresektion,
- Zementiertechnik.

Die Implantation einer Knieprothese muss eine sehr exakte Operation sein, da für ein gutes Spätresultat enge Toleranzgrenzen bestehen:

exakte Operation

Die Beinachse muss ein Valgus zwischen 3 und 9 Grad aufweisen, d.h. bei einer operationstechnisch bedingten Fehlerbreite von 2 Grad muss einen Valgus von 5–7 Grad intraoperativ angestrebt werden.

Valgus zwischen 3 und 9 Grad

Valgusfehlstellungen im Knie sind meist mit einer Innenrotation des Oberschenkels verbunden. Bei der präoperativen Ausmessung des Winkels zwischen anatomischer und mechanischer Achse ist bei Innenrotation des Oberschenkels mit einem virtuellen, um 2 Grad größeren Winkel zu rechnen. Daher sollte bei Valgusfehlstellung die Femurkomponente prinzipiell in einem 2 Grad geringeren Valguswinkel, als es der präoperativen Planung entspricht, eingesetzt werden.

Gleiches gilt umgekehrt für die häufigere Varusfehlstellung im Kniegelenk.

Stabilität des Kniegelenkes

Stabilität des Kniegelenkes ist ein entscheidender Faktor bei der Vermeidung vorzeitiger Lockerungen.

Extension

In Extension ist Stabilität auch dann zu erreichen, wenn sowohl vom distalen Femur als auch von der proximalen Tibia ausgedehntere Knochenresektionen durchgeführt werden und der erhaltene Raum durch ein erhöhtes Tibiaplateau ausgefüllt wird. Die hintere Kapsel und das mediale Seitenband geben dem Knie in Extenison genügend Stabilität. Dieses Knie wäre jedoch in Flexion instabil.

Für die Stabilität in Flexion ist die Länge des medialen Seitenbandes in Bezug auf die Gelenklinie wichtig. Korrekte Spannung des medialen Seitenbandes in Flexion ist nur zu erreichen, wenn die Höhe der posterioren Femurkondylen nach Implantation der anatomischen Situation entspricht. Ist die Höhe der posterioren Femurkondyle nicht erhalten, wird in Flexion das mediale Kollateralband erschlaffen. Dies bedeutet bei PCL-sacrificing-Gelenken, dass eine dorsale Luxation möglich wird, bei PCL-retaining-Gelenken „hängt" das Gelenk bei Flexion am hinteren Kreuzband mit asymmetrischer Belastung der tibialen Komponente und dorsalen Schmerzen im Kniegelenk.

Erhaltung des hinteren Kreuzbandes

Bei Erhaltung des hinteren Kreuzbandes ist die Bandspannung des medialen Seitenbandes in Flexion entscheidend. In diesen Fällen ist es von Vorteil, die femoralen Schnitte zuerst durchzuführen, um den richtigen Abstand zwischen Ansatz des medialen Seitenbandes am medialen Femurkondylus von der Gelenkslinie zu erhalten. Der Knochenschnitt am distalen dorsalen Femur darf nicht mehr Knochen opfern, als durch die Implantation der Endoprothese wiederhergestellt wird.

hinteres Kreuzband geopfert

Falls das hintere Kreuzband geopfert wird, öffnet sich das Gelenk in Flexion um 3–4 mm, sodass tibial bei einer Implantathöhe von 9 mm maximal 5–6 mm Knochen reseziert werden sollten.

Flexionskontraktur

Bei straffen Kniegelenken oder bei Vorliegen einer Flexionskontraktur kann mehr Knochenresektion vom distalen Femur notwendig werden.

Wichtig ist auch, den Tibiaschnitt nicht zu tief zu setzen. Knochendefekte müssen ersetzt werden durch z. B. Metallwedges oder autologem Knochen, nicht jedoch durch Resektion der Tibia in Höhe des tiefsten Defektpunktes.

ausreichende Flexion

Eine ausreichende Flexion ist immer nur dann zu erreichen, wenn der Tibiaschnitt nach dorsal abfallend in einem Winkel von ca. 7 Grad ausgeführt wird.

anteriore Tilt

Bei erhaltenem hinterem Kreuzband und einem anterioren Tilt ist mit einer erheblichen Flexionseinbuße zu rechnen. Bei reseziertem hinterem Kreuzband muss der tibiale Schnitt in lateraler Ansicht ohne posterioren Tilt ausgeführt werden, um die Kniestabilität nicht zu gefährden.

posteriore Tilt

KAPITEL 3

Management der Fehlstellung totalkondylärer Prothesen

C. T. TREPTE

Allgemeine Bemerkungen

Bikondyläre ungekoppelte Knieendoprothesen weisen gegenüber fest verkoppelten Scharnierprothesen unseres Erachtens deutliche Vorteile auf.

Krafteinleitung

So erfolgt die Krafteinleitung in das Prothesenlager und damit in den Knochenstock wesentlich besser gedämpft, da keine feste Verkoppelung zwischen Oberschenkel- und Unterschenkelteil der Prothese besteht. Das Kunstgelenk wird „weitgehend physiologisch“ über den Bandapparat stabilisiert.

Dies setzt allerdings eine mitunter sehr aufwendige Operationstechnik voraus, um eine möglichst gleichmäßige Belastung sowohl des Implantates als auch des Implantatlagers zu erreichen.

Fehlstellungen beim Kunstgelenk
Abrieb

Führen Fehlstellungen zu einseitiger Zerstörung und zur frühzeitigen Entwicklung einer Arthrose, so bewirken Fehlstellungen beim Kunstgelenk eine vermehrte Materialbelastung und Abrieb sowie eine ungünstige Krafteinwirkung bzw. Kraftverteilung im Prothesenlager. *Folge von Fehlstellungen bzw. Malalignment bei der Implantation von totalkondylären Prothesen sind daher ein frühes Prothesenversagen aufgrund von Materialproblemen, aufgrund der Fehlbelastung oder aufgrund einer Kombination beider Faktoren.* Im anglo-amerikanischen Sprachraum gilt die Sentenz – „Mother nature is more forgiving than polyethylene“. Dies gilt aber auch für Metall und Metalllegierungen.

Alignment

Auf die Bedeutung des korrekten Alignment wurde bereits hingewiesen, stärkere Abweichungen von dieser korrekten Achsausrichtung prädisponieren zum frühen Versagen und zur Prothesenlockerung (Moreland 1988; Wasielewski et al. 1994; Ritter et al. 1994).

Insall et al. (1976, 1979, 1982) empfehlen eine Valgusstellung von 173±5 Grad bzw. 175±5 Grad, Laskin (1991) 175±5 Grad.

Jeffrey und Mitarbeiter (1991) stellten fest, dass die Mikulicz-Linie oder Maquets-Linie durch das mittlere Drittel des Tibiakopfes laufen sollte.

Mikulicz-Linie

In einer Nachuntersuchung von knapp 400 totalkondylären Knieendoprothesen stellten wir fest, dass trotz erheblicher präoperativer Fehlstellungen über 95% der Kniegelenke in das als ideal angesehene Alignment von 175±5 Grad gebracht werden konnten. Nichtsdestoweniger verlief die Mikulicz-Linie zum Teil erheblich medial oder lateral der Gelenkmitte.

Schenkelhalslänge

CCD-Winkel

Schenkelhalslänge und CCD-Winkel ebenso wie die Länge des Oberschenkels beeinflussen den Verlauf auf der Mikulicz-Linie ganz erheblich. Aufgrund dieser Tatsache und der Ergebnisse unserer Nachuntersuchungen sind wir der Meinung, dass jede Knieendoprothese individuell zu planen ist, um ein ideales oder zumindest gutes Alignment zu erreichen (s. präoperative Planung).

Will man Fehlstellungen mit totalkondylären/bikondylären Knieendoprothesen korrigieren, so muss man sich einige grundsätzliche Dinge der pathologischen Anatomie vor Augen führen.

knöcherne Fehlstellung

ligamentäre Dysbalance

Die Fehlstellung oder das Malalignment sind zum einen bedingt durch eine knöcherne Fehlstellung, zum anderen durch eine ligamentäre Dysbalance. Die Korrektur der Fehlstellung muss daher nahezu immer zwei Schritte beinhalten, nämlich die Korrektur der knöchernen Fehlstellung und eine ligamentäre Balancierung.

Die Umsetzung sei zunächst an einem relativ einfachen Beispiel demonstriert. Ein bandinstabiles Kniegelenk mit einer erheblichen Fehlstellung soll korrigiert werden (Abb. 3.1). Durch eine korrekt bestimmte Resektionsebene wird die Valgität festgelegt. Durch die Wahl der geeigneten Prothesenhöhe bzw. des geeigneten Inlay werden die Ligamente gestrafft und das Kniegelenk durch die Spannung des physiologischen Bandapparates stabilisiert (Abb. 3.2).

Den achskorrekten knöchernen Zuschnitt ermöglichen spezielle Instrumente, wie sie von der Industrie in hoher Präzision angeboten werden.

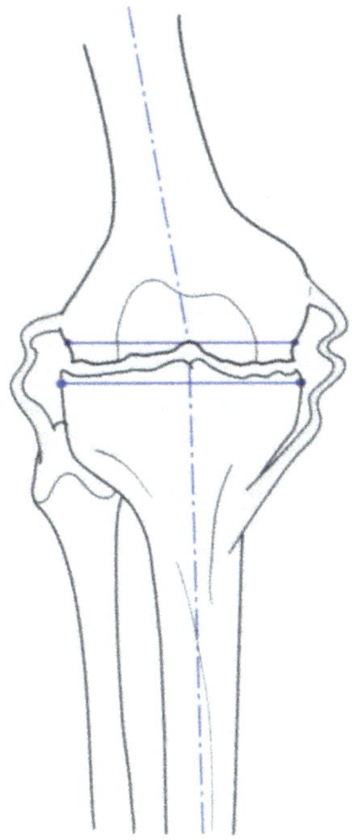

Abb. 3.1. Höhenverlust – Erschlafung der Kollateralbänder – konsekutive ligamentäre Instabilität

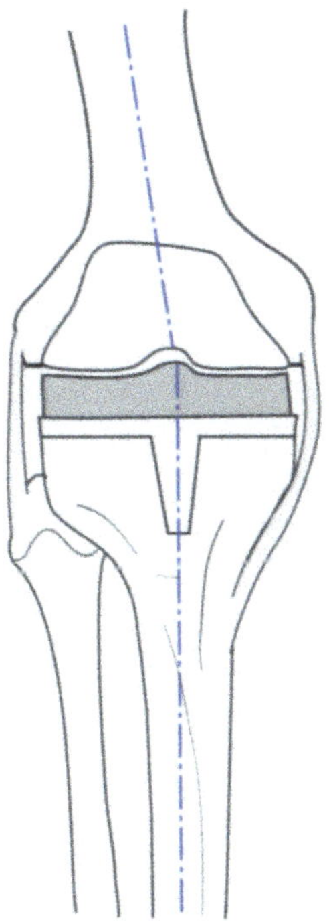

Abb. 3.2. Achskorrekter Zuschnitt – adäquate Prothesenhöhe – Anspannung der Kollateralbänder – ligamentäre Stabilität

Durch eine entsprechende Weichteiloperation muss bewerkstelligt werden, dass Innen- und Außenband die gleiche Spannung erreichen und zwar in Streckung ebenso wie in Beugung. Man muss sich vor Augen führen, dass eine vermehrte tibiale Resektion zu einer Erweiterung sowohl des Streck- als auch des Beugespaltes führt, während eine vermehrte femorale Resektion nur zu einer Erweiterung des Extensionsspaltes führt (Abb. 3.3). Dabei sollte die Resektion die Gelenklinie (Joint-Line) respektieren und zumindest nicht wesentlich versetzen. Die handelsüblichen Instrumentarien berücksichtigen die Höhe der Gelenklinie. Man sollte eine vermehrte femorale Resektion über die neutrale Resektionslinie hinaus vermeiden, da dadurch die Joint-Line proximalisiert wird (Abb. 3.4). Liegen stärkere femorale Formveränderungen vor, sollte in jedem Fall versucht wer-

tibiale Resektion

femorale Resektion

Gelenklinie

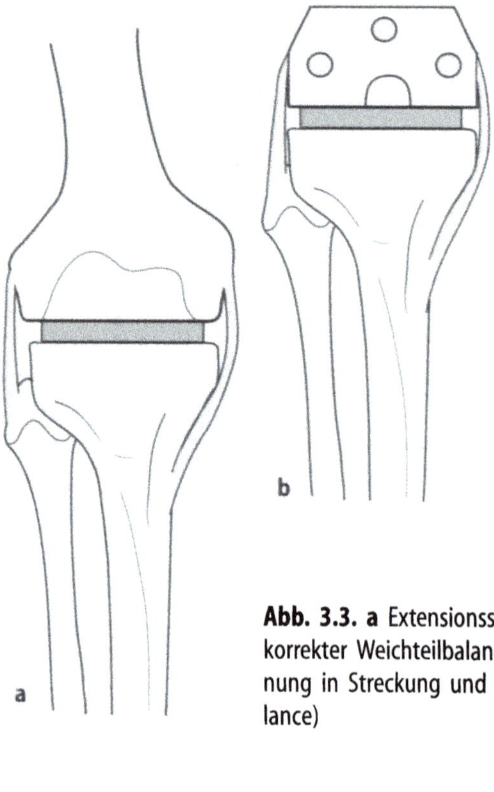

Abb. 3.3. a Extensionsspalt; **b** Flexionsspalt – bei korrekter Weichteilbalancierung gleiche Bandspannung in Streckung und Beugung (ligamentäre Balance)

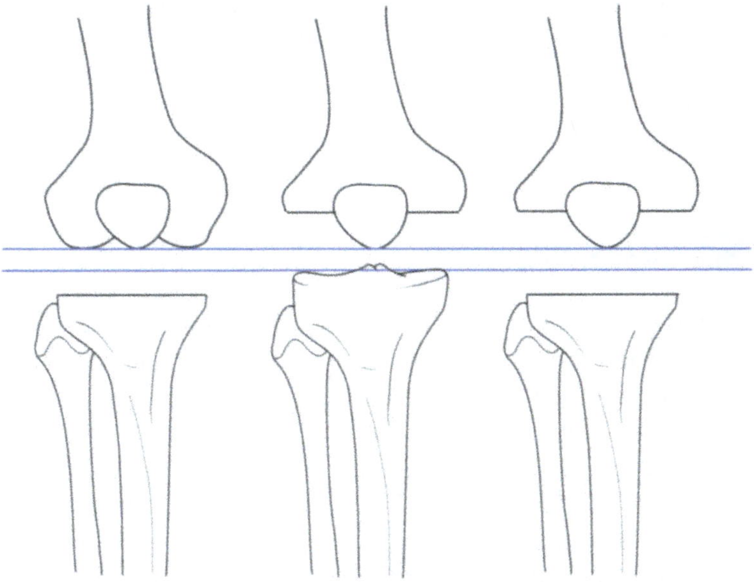

Abb. 3.4. „Joint Line" – Korrelation Joint Line tibiale/femorale Resektion

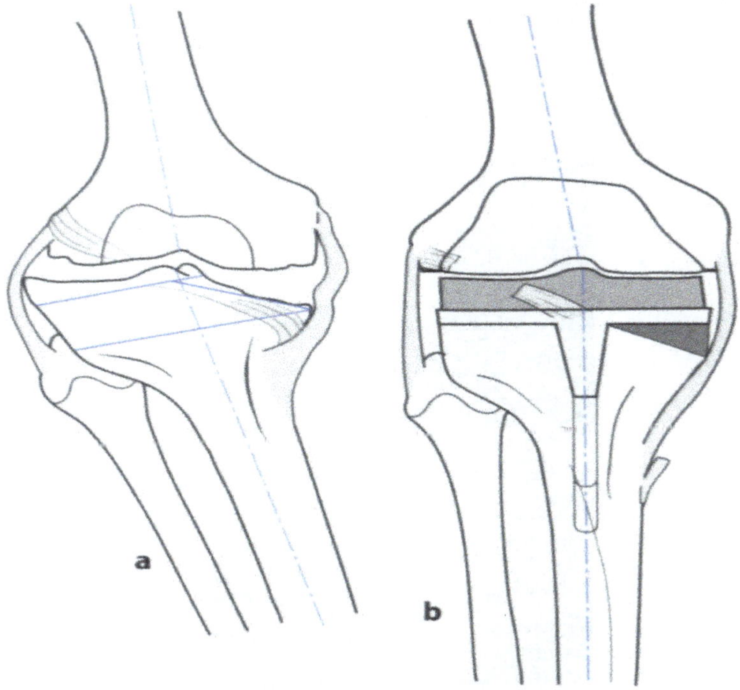

Abb. 3.5. „Save, Sacrifice, Substitute" Knochenverlust, Kompensationsmöglichkeiten

den, in der neutralen Position zu resezieren oder nur wenig zu proximalisieren und den knöchernen Defekt entweder knöchern oder durch Zusatzimplantate zu kompensieren (Abb. 3.5).

Präoperative Planung

präoperative Planung
Ganzbeinaufnahme

Erster und wichtigster Schritt bei der Implantation einer Knieendoprothese ist eine exakte präoperative Planung. Dazu benötigt man eine Ganzbeinaufnahme, auf der der Hüftkopf ebenso abgebildet ist, wie das Sprunggelenk. Ist dies aufgrund der Größe des Patienten nicht möglich, sollten in jedem Fall Hüftkopf und Kniegelenk deutlich zu erkennen sein. Im Zweifelsfall sollten zwei Standaufnahmen gemacht werden, wobei die eine Hüftkopf und Knie und die andere Knie und Sprunggelenk klar erkennen lassen sollte. Danach wird die femorale Resektionsebene ermittelt. Die anatomische Femurachse wird eingezeichnet und anschließend die Traglinie (Mikulicz-, Maquets-Linie). Femurachse und Traglinie müssen sich in Höhe der Gelenklinie schneiden. Der

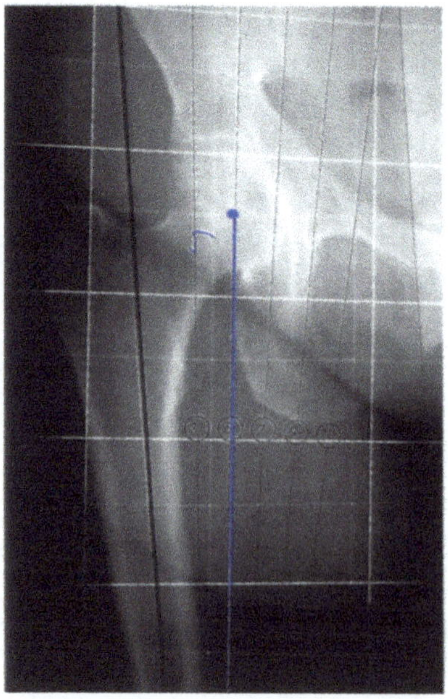

Abb. 3.6. Präoperative Bestimmung der „Achse" unter Verwendung einer Planungsschablone

Winkel zwischen Femurachse und Traglinie stellt dann den zu wählenden Resektionswinkel dar. Einfacher geht es mit Hilfe handelsüblicher spezieller Schablonen (Abb. 3.6). Beim Einpassen der Femurachse sollte besonders auf Verbiegungen im Femur geachtet und berücksichtigt werden, dass bei stärkeren Verbiegungen des Femur das Alignmentrod nicht voll eingeführt werden kann. Bei der Planung ist auch der Eintrittspunkt für das Alignmentrod zu berücksichtigen. Die Planung wird zeigen, dass er im Allgemeinen etwas medial versetzt erfolgen sollte. Reed und Gollish (1992) stellten fest, dass ein zentraler Eintrittspunkt die Gefahr einer vermehrten ungewollten Valgität in sich birgt, wobei dadurch ein vermehrter Valguswinkel von ohne weiteres zwei Grad auftreten kann. Auch der ideale Eintrittspunkt für das Alignmentrod kann bei der Planung ermittelt werden und die Umsetzung der Achskorrektur somit verbessert werden.

tibiale Resektion

Die Planung der tibialen Resektion gestaltet sich im Allgemeinen etwas einfacher, da die meisten modernen Knieendoprothesen im Tibiakopf rechtwinklig reseziert werden. Die Planung ist insbesondere bei Verwendung von intramedullären tibialen Schablonen von Bedeutung, da ein starker Varusschwung bei einer intramedullären Instrumentierung automatisch zu einer Fehlpositionierung führen würde. Aber auch bei einer extramedullären Positionierung erscheint die tibiale Planung sinnvoll, da sie zeigt, wie die Position des Alignmentrod bei starken Verbiegungen zur Tibia liegen muss.

intramedulläre tibiale Schablonen

extramedulläre Positionierung

Es gibt verschiedene Möglichkeiten der Resektionstechnik, die Resektion kann tibial begonnen werden oder femoral. Persönlich ziehen wir es vor, mit der femoralen Resektion zu beginnen (siehe anatomische/klassische Resektion).

Nach femoraler Resektion erfolgt die tibiale Resektion. Was die Resektionsebenen anbelangt, ist es wichtig, sich mit den Begriffen der anatomischen und der klassischen Resektion auseinander zu setzen.

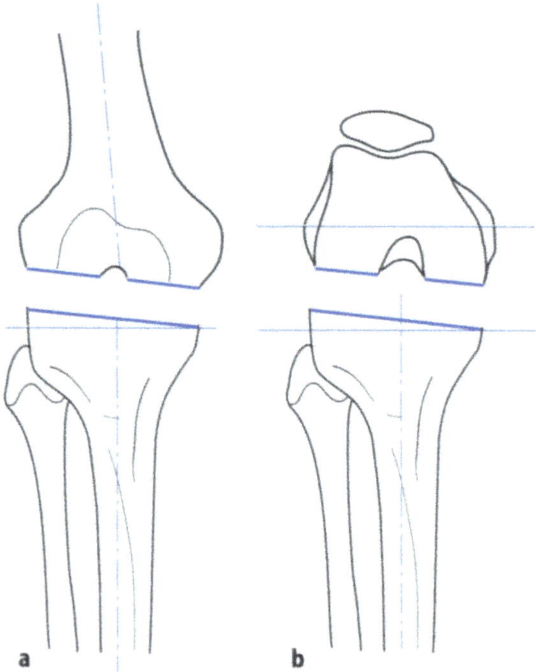

Abb. 3.7. a Extensionsspalt bei anatomischer Resektion; **b** Flexionsspalt bei anatomischer Resektion

Anatomische und klassische Resektion

Auf die Horizontalebene bezogen ist das Kniegelenk lateral etwas überhöht. Es weist eine Varusneigung von etwa drei Grad auf (Abb. 3.7). Daraus resultiert in Beugung des Kniegelenkes eine Innenrotation der dorsalen Kondylenlinie, woraus sich wiederum operationstechnische Konsequenzen ergeben. Bei der anatomischen Resektion werden entsprechend den Implantaten gleich große Knochenscheiben medial und lateral sowohl tibial als auch femoral reseziert. Die Resektionslinie entspricht der anatomischen Neigung des Gelenkspaltes. Daraus ergibt sich eine laterale Überhöhung (varische Position des Tibiaplateau), konsekutiv werden etwa drei Grad zusätzliche Valgität femoral erforderlich. Die dorsale femorale Resektion (Kondylen) folgt der anatomischen Neigung des Gelenkspaltes parallel zur Kniegelenksebene, die Resektionslinien liegen also in etwa drei Grad Varusposition. Durch die identische Dicke der Resektate entstehen parallele

anatomische Resektion

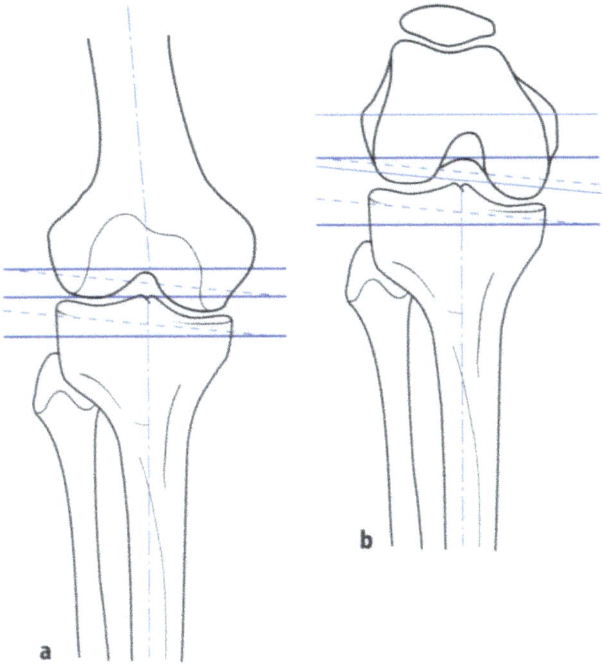

Abb. 3.8. **a** Klassische/anatomische Resektion in Streckstellung; **b** klassische/anatomische Resektion in Beugestellung

Resektionsspalte in Streckung und Beugung (Flexions- und Extensionsspalt). Das Implantatlager für ältere Knieendoprothesenmodelle wurde nach diesen anatomischen Resektionsprinzipien zubereitet.

Für die meisten modernen bikondylären Knieendoprothesen erfolgt die Zubereitung des Prothesenlagers nach der sogenannten klassischen Resektionstechnik. Dabei erfolgt eine rechtwinklige Ausrichtung des Tibiaplateau zur Tibiaachse bzw. zur Traglinie zum Mittelpunkt des Sprunggelenkes. Bei der dorsalen femoralen Resektion parallel zur Kondylenlinie würde sich somit ein rhomboider Gelenkspalt ergeben und keine Parallelität (Abb. 3.8). Es bestünde also ein Unterschied zwischen Flexions- und Extensionsspalt. Aus diesem Grunde wird die kondyläre Resektion mit drei Grad Außenrotation durchgeführt, um diese Varusposition auszugleichen. Alternativ müsste das Prothesendesign eine entsprechende Überhöhung des dorsalen Aspekts der medialen Kondyle aufweisen.

klassische Resektionstechnik

Die meisten handelsüblichen Instrumentarien geben diese drei Grad Außenrotation bereits vor. Auf diese Weise entsteht

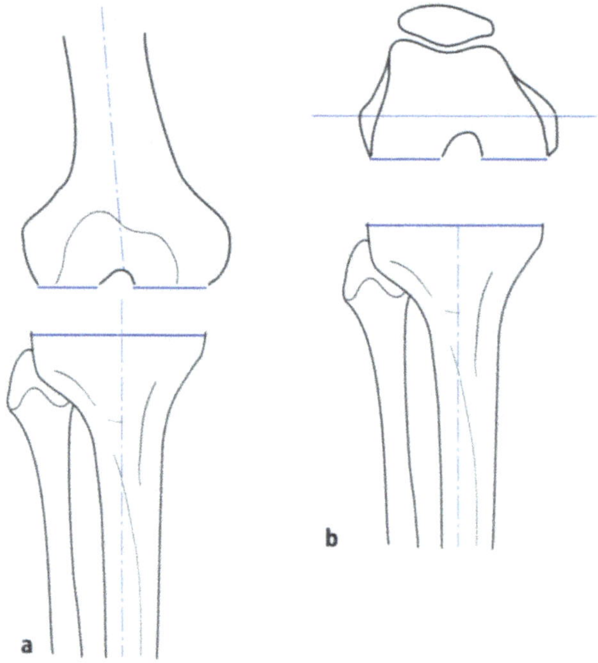

Abb. 3.9. a Extensionsspalt bei klassischer Resektion; **b** Flexionsspalt bei klassischer Reflexion

ein in Streckung und Beugung paralleler und im Idealfall gleich weiter Extensions- und Flexionsspalt (Abb. 3.9).

Mit entsprechenden Spacern unterschiedlicher Dicke wird dann die erforderliche Implantathöhe ermittelt. Dabei ist es immer wieder wichtig sich zu vergegenwärtigen, dass *die tibiale Resektion sowohl den Streckspalt als auch den Beugespalt beeinflusst, während die femorale Resektion nur den Extensionsspalt beeinflusst.*

Bei einem zu engen Extensions- und Flexionsspalt müsste also tibial nachreseziert werden. Bei einem alleinig zu engen Extensionsspalt müsste theoretisch femoral nachreseziert werden, dies sollte jedoch nur wenn unbedingt erforderlich erfolgen, da sonst, wie schon erwähnt, die Joint-Line nach proximal versetzt wird. Ist isoliert der Streckspalt zu eng, sollte ein ausgedehntes mediales, laterales und dorsales Release durchgeführt werden, um den Streckspalt zu erweitern. Die Problematik des zu engen Streckspaltes ist operationstechnisch sehr schwierig zu lösen. In den meisten Fällen wird ein im Vergleich zum Streckspalt zu weiter Beugespalt durch entsprechende Zusatzimplantate, wie ultrakongruente oder posterior stabilisierte Inlays kompensiert werden müssen. Auf diese Weise kann ein zu starkes und vom Patienten subjektiv als unangenehm empfundenes Zurückversetzen des Tibiaplateau gegenüber den Kondylen in Beugung vermieden werden.

Wegen der Problematik einer eventuellen Proximalisierung des Extensionsspaltes bevorzugen wir primär die femorale Resektion. Bei der primär femoralen Resektion wird die Joint-Line definitiv festgelegt. Die primär femorale Resektion birgt allerdings umgekehrt die Gefahr eines isoliert zu engen Extensionsspaltes in sich.

Wird primär tibial reseziert, so wird die Weite des Flexionsspaltes automatisch auf den Extensionsspalt übertragen. Dies birgt allerdings die Gefahr in sich, dass man femoral zu weit proximal reseziert und damit die Joint-Line/Gelenklinie proximalisiert.

Der Vollständigkeit halber sei erwähnt, dass festgekoppelte Achsprothesen eine vorgegebene Valgität von im Allgemeinen 6–7 Grad aufweisen. Die präoperative Planung und die vorgenannten Überlegungen gelten also für diesen Prothesentyp nicht, mit Ausnahme der Höhe der Gelenklinie. Auch bei festverkoppelten Prothesen sollte in jedem Falle vermieden werden, die Gelenklinie zu proximalisieren oder zu distalisieren.

festgekoppelte Achsprothesen

Grundsätzlich kann man sagen, dass die Erhaltung der Höhe der Joint-Line bei Primärimplantationen, zumindest wenn keine ausgeprägten Fehlstellungen vorliegen, gut zu bewerkstelligen ist.

Da bei bikondylären Prothesen das Gelenk über die natürlichen Bänder stabilisiert wird, muss zusätzlich zur knöchernen Korrektur eine sogenannte ligamentäre Balancierung durchgeführt werden. Durch entsprechende Weichteileingriffe muss erreicht werden, dass Innen- und Außenband die gleiche Spannung aufweisen. Dabei wird im Allgemeinen das verkürzte und kontrakte Band verlängert, bis eine ligamentäre Balance mit dem eventuell sogar überdehnten kontralateralen Band besteht. Bandverkürzungen oder Versetzungen, wie beispielsweise in der Sporttraumatologie, haben sich in der Knieendoprothetik nicht bewährt, sie sollten Ausnahmefällen vorbehalten bleiben.

bikondyläre Prothesen

knöcherne Korrektur

ligamentäre Balancierung

ligamentäre Balance

Lässt sich eine ligamentäre Balance nicht erreichen, so muss das Kniegelenk zusätzlich intrinsisch bzw. horizontal stabilisiert werden und das Kniegelenk muss eine zusätzliche

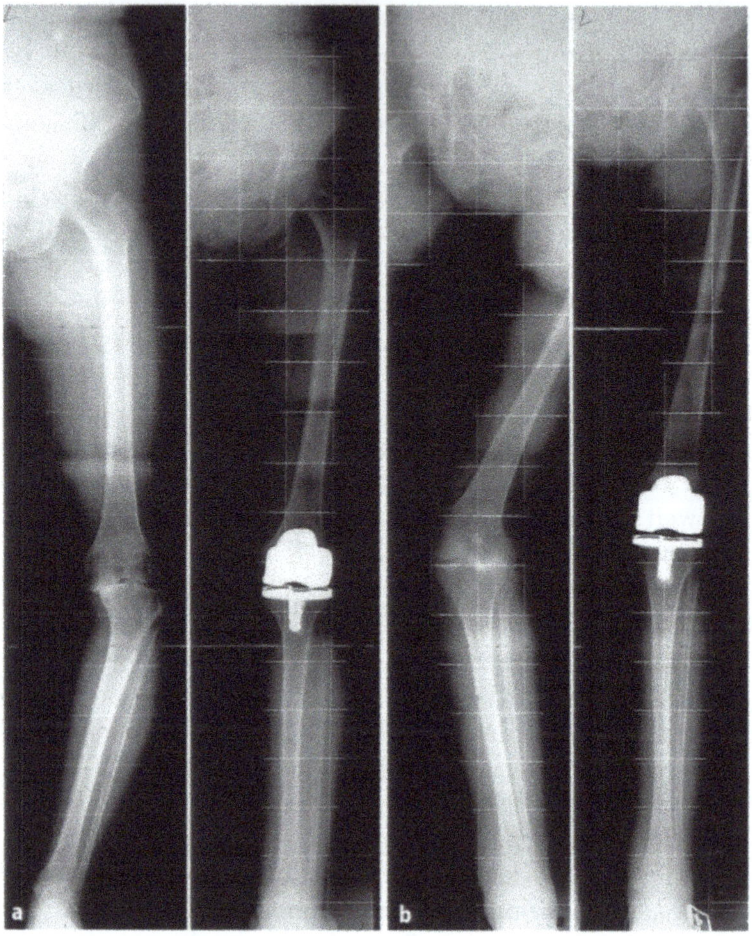

Abb. 3.10. a Korrektur einer ausgeprägten Varusfehlstellung; **b** Korrektur einer ausgeprägten Valgusfehlstellung

innere Stabilisierung erfahren. Bei den meisten modernen modularen totalkondylären Knieprothesen ist das über Zusatzmodule möglich. In diesem Zusammenhang sei kurz auf einige Zusatzimplantate eingegangen:

Ultrakongruentes Plateau

- *Ultrakongruentes Plateau:* Durch eine vermehrte Kongruenz zwischen Kondylen und Tibiaplateau speziell im ventralen Anteil erfolgt eine Stabilisierung gegen ein Dorsalgleiten bzw. eine Dorsalverschiebung des Tibiaplateau. Hiermit kann eine Insuffizienz des hinteren Kreuzbandes kompensiert werden.

Posterior stabilisierendes Modul

- *Posterior stabilisierendes Modul:* Ein zentraler Zapfen im Polyäthylenplateau findet sein Widerlager in einer speziellen femoralen Komponente. Dieser Zapfen stabilisiert gegen eine Dorsalverschiebung, kann geringe ligamentäre Dysbalancen in Beugung noch kompensieren, eine ligamentäre Instabilität in Streckung kann er jedoch nicht kompensieren.

- *Constrained condylar Modul:* Das Prinzip ist ähnlich wie bei der posterioren Stabilisierung, jedoch erfolgt hier eine höhere intrinsische Verkoppelung. Mit diesem Modul können posteriore Instabilitäten, einseitige oder zweiseitige Band-Instabilitäten in Beugung und geringe Valgus-/Varusinstabilitäten kompensiert werden. Voraussetzung hierfür ist allerdings ein exaktes Alignment, da der zentrale, meist verstärkte Polyäthylenzapfen auf Dauer eine Fehlbelastung nicht erträgt. Es käme zu verstärktem Polyäthylenabrieb und Materialbruch.

Constrained condylar Modul

Kann kein adäquates Alignment und keine adäquate Bandstabilisierung erfolgen, so muss grundsätzlich eine achsgeführte oder sogar Scharnierprothese implantiert werden.

Eine unzureichend ligamentäre Balancierung bei Verwendung von totalkondylären Knieendoprothesen führt entweder zu einer Instabilität im Kniegelenk oder bei zu straffer einseitiger Bandführung zu einer entsprechend ungünstigen Krafteinleitung. In diesem Zusammenhang stellten Sambatakakis und Mitarbeiter (1991) fest, dass eine unzureichende ligamentäre Balancierung sich schon früh röntgenologisch nachweisen lässt. Es tritt das sogenannte Wedgesign auf, eine vermehrte keilförmige Knochenverdichtung, die wohl als röntgenologischer Vorläufer einer frühen Lockerung zu deuten ist.

Wedgesign

Bestehen erhebliche knöcherne Defekte, sei es femoral oder tibial, so müssen diese rekonstruiert werden. Dies kann durch eine freie Spongiosatransplantation geschehen, da bei der Resektion der Kondylen wie auch des Tibiaplateaus im Allgemeinen ausreichend Knochen asserviert werden kann.

knöcherne Defekte

Der Knochen kann dann zimmermannsmäßig in die Defekte eingepflanzt werden. Dabei ist zwischen „contained"- und „uncontained"-Defekten zu unterscheiden. Bei sogenannten contained-Defekten besteht der kortikale Rahmen und es bestehen mehr oder minder ausgedehnte zystische Defekte. In derartigen Fällen ist es sicherlich ausreichend, den verdichteten Knochen zimmermannsmäßig in die Defekte einzupressen.

contained-Defekte

uncontained-Defekte

Bei sog. uncontained-Defekten bevorzugen wir eine zusätzliche Stabilisierung über ein oder zwei Spongiosaschrauben mit einer Länge von 40–60 mm um eine gleichmäßige Krafteinleitung in die tieferen Knochenschichten zu bewirken.

Eine weitere Möglichkeit besteht in der Verwendung von sogenannten Blocs und Wedges. Es handelt sich hierbei um Zusatzimplantate aus Metall oder Kunststoff. Defekte bis zu einer Größenordnung von etwa 8 mm bis 1 cm können gut durch derartige Zusatzimplantate kompensiert werden. Diese Zusatzimplantate weisen unserer Ansicht nach gegenüber dem transplantierten Knochen den Vorteil einer definitiven Stabilität auf.

dorsales Slope

Ein weiterer Punkt, der bei der Achsausrichtung oder dem Realignment betrachtet werden muss, ist das sogenannte dorsale Slope. Das dorsale Slope bezeichnet den Winkel, um den das Tibiaplateau nach dorsal geneigt ist. Ein dorsaler Neigungswinkel von etwa 3–5 Grad, der deutlich unter dem natürlichen Neigungswinkel liegt, scheint bei der Implantation von Knieendoprothesen sinnvoll (Whiteside 1988).

Positionierung des Tibiaplateau

Patellalateralisation

Sorgfältig zu beachten ist die Positionierung des Tibiaplateaus, da dieses ganz entscheidend den Lauf der Patella bestimmt. Eine Fehlposition in Innenrotation führt automatisch zu einer Lateralisation der Tuberositas tibiae gegenüber dem Tibiaplateau und kann zu einer Patellalateralisation oder gar Luxation führen (Berger et al. 1998). Dabei ist zu berücksichtigen, dass bei der üblichen Exposition des Tibiaplateaus mit Hohmann-Hebeln durch den Zug am Ligamentum patellae das knöcherne Tibiaplateau nach außen rotiert wird.

Q-Winkel

Wir bevorzugen eine sog. überneutrale Position des Tibiaplateaus, d.h. das Tibiaplateau wird in etwas vermehrte Außenrotation gebracht, als es der natürlichen Rotation entspricht. Dadurch wandert die Tuberositas tibiae etwas nach medial und führt, da der Q-Winkel verkleinert wird, zu einem sicheren Lauf der Patella.

Bei Berücksichtigung dieser Kriterien lassen sich auch extreme Valgus- oder Varusfehlstellungen bandstabil und achskorrekt mit totalkondylären Prothesen versorgen (Abb. 3.10).

Dies setzt zweifellos einige Erfahrung voraus. Grundsätzlich sei nochmals darauf hingewiesen, dass das System nicht überfordert werden sollte. Kann eine ligamentäre Stabilität nicht erreicht werden, so muss unbedingt entsprechend intrinsisch verkoppelt oder gar eine feste Scharnierkoppelung erfolgen.

Deshalb sollten neben bikondylären Prothesen auch entsprechend teilverkoppelte oder festverkoppelte Prothesen vorrätig sein.

KAPITEL 4

Behandlung der Beugekontraktur

L. RABENSEIFNER

Verschleiß-
erkrankungen
des Kniegelenkes

Flexions-
kontrakturen

posteriore
adhäsive Kapsulitis

Verschleißerkrankungen des Kniegelenkes - ob sie nun entzündlicher oder nicht entzündlicher Natur sind - führen zu Ergussbildungen, die die volle Streckung unmöglich machen. Durch die schmerzbedingte Bewegungseinschränkung kommt es ebenfalls zu Flexionskontrakturen. In der Folgezeit führen posteriore Osteophyten, posteriore adhäsive Kapsulitis und Kontrakturen der dorsalen Kapsel und der Kreuzbänder zu einer fixierten Beugekontraktur des Kniegelenkes (Tabelle 4.1).

Die fixierte Beugekontraktur bedingt erhebliche Druckerhöhungen im Patellofemoralgelenk. Chondromalazische Defekte retropatellar und in der femoralen Patellagleitfläche führen zu weiterer schmerzbedingter Einschränkung der Beweglichkeit.

Bei einer fixierten Beugekontraktur muss der muskuläre Streckapparat beim Gehen vermehrt Kraft aufwenden. Frühzeitige Ermüdung kann die Gehfähigkeit des älteren Menschen erheblich einschränken (Freeman 1980).

Wenn auch einige Autoren meinen, dass eine geringe Beugekontraktur nach Kniearthroplastik sich mit der Zeit bes-

Tabelle 4.1. Entwicklung der Beugekontraktur

Ergußbildung und Schmerz
⬇
Einschränkung der Beugefähigkeit
⬇
posteriore Osteophyten, adhäsive Kapsulitis, Kontraktur der dorsalen Kapsel und der Kreuzbänder
⬇
fixierte Beugekontraktur

Tabelle 4.2. Flexionskontraktur Grad I

- Weichteilrelease dorsal
- distale Femurresektion bis +2 mm
- PCL-retaining bikondyläre Prothese

Tabelle 4.3. Flexionskontraktur Grad II

- Weichteilrelease dorsal
- distale Femurresektion bis +4 mm
- posterior stabilisierte bikondyläre Prothese

Tabelle 4.4. Flexionskontraktur Grad III

- Weichteilrelease dorsal
- distale Femurresektion +4 bis +10 mm
- horizontal stabilisierte bikondyläre Prothese oder Scharnierprothese

sert (Dorr 1993), so sind wir mit den meisten Autoren (Firestone 1992) der Meinung, dass eine fixierte Beugekontraktur im Rahmen der Knieimplantation behoben werden sollte.

Flexionskontrakturen kombiniert mit fixierten Valgus- bzw. Varusdeformitäten

Flexionskontrakturen sind in der Regel kombiniert mit fixierten Valgus- bzw. Varusdeformitäten. Diese Deformitäten in der Frontalansicht sind zuerst durch entsprechendes Weichteilrelease zu korrigieren, um später die Beugekontraktur beseitigen zu können.

Aus klinischer Sicht sollte man die Flexionskontraktur in 3 Grade einteilen:

- Grad I: milde Form bis 10 Grad
- Grad II: mittelschwere Form von 10–30 Grad
- Grad III: schwere Form größer als 30 Grad.

Weichteilrelease vermehrte Knochenresektion Wahl des Implantates

In Abhängigkeit vom Grad der Beugekontraktur muss ein Weichteilrelease, eine vermehrte Knochenresektion am distalen Femur und die Wahl des Implantates – hinteres Kreuzband erhaltende bikondyläre Prothese, posterior stabilisierte bikondyläre Prothese, horizontal stabilisierte Prothese, Scharnierprothese – erfolgen (Tabellen 4.2, 4.3, 4.4).

Behandlung der milden Form der Beugekontraktur (Grad I bis 10 Grad Flexion)

Die chirurgische Technik sollte hier nach folgendem Schema erfolgen: Zuerst erfolgt das Weichteilrelease zur Behebung einer Varus-Valgus-Deformität, anschließend können die erforderlichen Knochenschnitte im Bereich der proximalen Tibia sowie die anterioren und posterioren Femurschnitte durchgeführt werden. Jetzt erfolgt die Entfernung von dorsalen Osteophyten im Bereich des dorsalen distalen Femurs und die Säuberung des hinteren Recessus von Osteophyten.

Weichteilrelease

Knochenschnitte

dorsale Osteophyten

Es erfolgt die Überprüfung der Bandstabilität in Beugung und Streckung sowie die Überprüfung einer evtl. vorhandenen Beugekontraktur. Ist ein Streckdefizit trotz Entfernung dorsaler Osteophyten noch gegeben, sollte jetzt die distale Femurresektion +2 mm durchgeführt werden.

Beachte:

- Sind dorsale Osteophyten nicht vollständig entfernt, behindern diese die Streckung. Eine durchgeführte Femurresektion von mehr als 2 mm führt hier zu einer Erschlaffung des medialen und lateralen Kollateralbandes bei erhaltenem hinterem Kreuzband (Abb. 4.1 und 4.2).
- Eine PCL-retaining bikondyläre Prothese, bei der mehr als +2 mm distale Femurresektion durchgeführt wurde, führt so zu einem instabilen Kniegelenk. In solchen Fällen ist

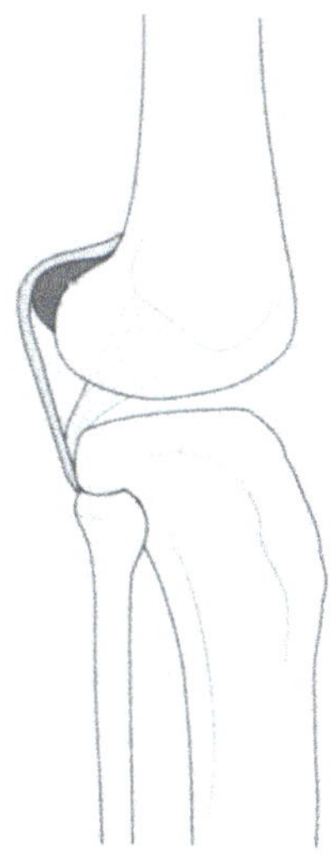

Abb. 4.1. Überdehnung der hinteren Kapsel durch Osteophyten

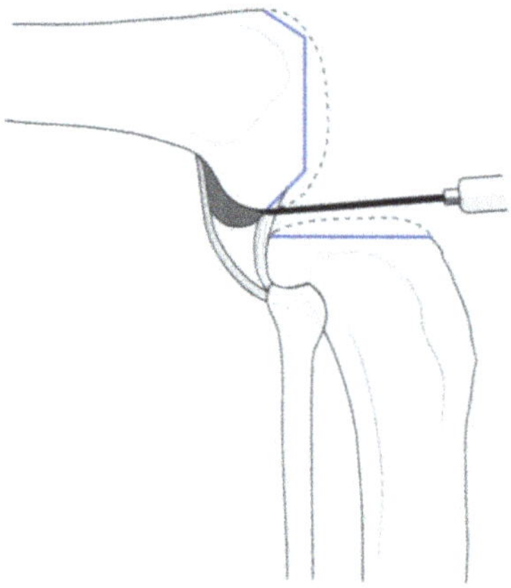

Abb. 4.2. Entfernung dorsaler Osteophyten bei subluxierter Tibia

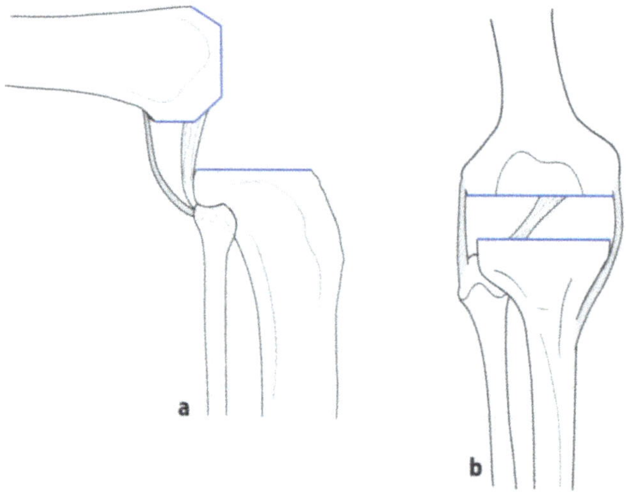

Abb. 4.3 a, b. Normale Bandspannung bei entfernten dorsalen Osteophyten

posterior stabilisierte bikondyläre Prothese

eine posterior stabilisierte bikondyläre Prothese notwendig (Abb. 4.3 und 4.4).

Anschließend erfolgt die Implantation der Probeprothese femoral und tibial, wobei die Knochenresektion tibial dem zu implantierenden Prothesentyp entspricht. Im Normalfall kann bei Grad I Beugekontrakturen eine PCL-retaining bikondyläre Prothese verwendet werden.

ventrales Shifting

Mit der Probeprothese wird die Spannung des hinteren Kreuzbandes in Flexion und Extension überprüft. Bei erhöhter Spannung – nachweisbar durch ein ventrales Shifting der tibialen Probeprothese in zunehmender Beugung – ist ein PCL-Release notwendig.

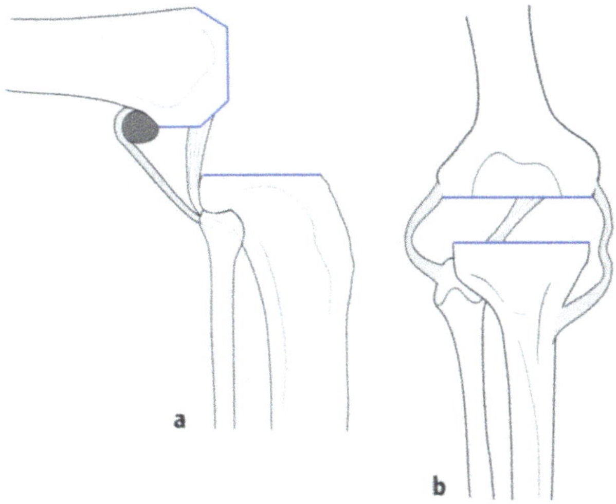

Abb. 4.4 a, b. Lockerung der Bänder bei vermehrter distaler Resektion am Femur wegen nicht vollständiger Entfernung dorsaler Osteophyten

PCL-Release

Das PCL-Release kann nach verschiedenen Methoden erfolgen. Wir bevorzugen das Abschieben des hinteren Kreuzbandes von der proximalen Tibia mit einem Osteotom bei subluxierter Tibia. Andere durchtrennen einige Fasern des PCL am femoralen Ansatz. Auch eine Stichelung des PCL mit einem Skalpell und anschließender forcierter Dehnung scheint möglich.

Behandlung der mittelschweren Form der Beugekontraktur (Grad II zwischen 10 und 30 Grad)

Resektion des hinteren Kreuzbandes

Der Schlüssel zum Erfolg bei solchen mittelschweren Beugekontrakturen liegt nach Laskin [14] in der Resektion des hinteren Kreuzbandes unter Verwendung eines posterior stabilisierten bikondylären Prothesentyps. Die einzelnen operativen Schritte werden hier in folgender Reihenfolge durchgeführt:

- Weichteilrelease zur Behebung einer evtl. Varus-Valgus-Deformität,
- Tibiale Knochenresektion,
- Femorale Knochenresektion mit einer distalen Femurresektion von 2 mm,

- Resektion des interkondylären Knochens femoral,
- Entfernung dorsaler Osteophyten und Säuberung des hinteren Recessus von Osteophyten und evtl. freien Gelenkkörpern,
- Abschieben der dorsalen Kapsel vom distalen dorsalen Femur. Nur selten ist so die vollständige scharfe Durchtrennung der dorsalen Kapsel notwendig,
- Implantation der Probeprothese und Überprüfung der Bandstabilität bei Beugung und Streckung,
- Überprüfung der Streckung. Ist die Streckung nicht vollständig möglich, kann jetzt eine zusätzliche distale Femurresektion von weiteren 2–4 mm durchgeführt werden.

midflex instability

Beachte: Eine vermehrte distale Femurresektion belastet das Femuropatellargelenk und kann zu einer „midflex instability" führen.

Behandlung der schweren Form der Beugekontraktur (Grad III, mehr als 30 Grad)

mutilierende Form

Vor allem bei der mutilierenden Form rheumatischer Kniegelenke wird man eine solche schwere Deformität sehen. Der Schlüssel zum Erfolg ist neben dem notwendigen dorsalen Release die vermehrte Resektion im Bereich des distalen Femur. Je nach Schweregrad der Beugekontraktur müssen hier 4–10 mm mehr an der distalen Femurresektion durchgeführt werden.

horizontal stabilisiertes bikondyläres Knie
Scharnierprothese

Aus diesem Grunde verlangt ein so behandeltes Kniegelenk ein Implantat, das die Kniebeweglichkeit mehr sichert: mindestens ein horizontal stabilisiertes bikondyläres Knie, in Extremfällen auch eine Scharnierprothese (evtl. mit axialer Rotation) sind notwendig.

Die einzelnen Schritte sehen wie folgt aus:

- Weichteilrelease einer evtl. Varus-Valgus-Deformität;
- Tibiale Knochenresektion;
- Femorale Knochenresektion mit einer distalen Resektion von 6 mm mehr;
- Resektion des interkondylären Knochens femoral;

- Entfernung dorsaler Osteophyten und Säuberung des hinteren Recessus von Osteophyten und evtl. freien Gelenkkörpern;
- Abschieben der dorsalen Kapsel vom dorsalen distalen Femur oder Durchtrennung der dorsalen Kapsel;
- Implantation der Probeprothese und Überprüfung der Bandstabilität in Beugung und Streckung sowie der Streckmöglichkeit. Ist die Streckung nicht vollständig möglich, muss die distale Femurresektion auf bis zu 10 mm mehr - je nach individueller Situation - vergrößert werden. Damit ist eine Kniestabilität manchmal nicht mehr gegeben und es muss hier in Ausnahmefällen eine Scharnierprothese verwendet werden.

Kapitel 5 Behandlung der Extensionskontrakturen

L. Rabenseifner

Flexions- bzw. Extensionskontrakturen stellen für den Operateur eine besondere Herausforderung dar.

Flexions- bzw. Extensionskontrakturen

Ein chirurgisch sicheres Release der Weichteilstrukturen medial, lateral, anterior, posterior sowie die Implantatwahl – bikondylär, posterior stabilisiert, horizontal stabilisiert, Scharnierprothese – sind zwei Voraussetzungen, die aufeinander abgestimmt werden müssen, um gute Früh- und Spätergebnisse zu erzielen.

Release der Weichteilstrukturen

Implantatwahl

Die Kontraktur der Extensoren wird bei Kniegelenken gesehen, bei denen wegen eines Infektes die Prothese entfernt werden musste und nach einer Zeit von 6–8 Wochen die Reimplantation notwendig wird. Durch die Verwendung artikulierender antibiotikahaltiger PMMA-Spacer sieht man solche Extensorkontrakturen heute seltener (Abb. 5.1).

antibiotikahaltiger PMMA-Spacer

Auch bei der ankylosierenden Form der rheumatoiden Arthritis ist mit einer anterioren Kontraktur der Weichteilstrukturen zu rechnen.

Die schwierigste Situation ergibt sich dann, wenn eine Ankylose vorliegt und eine Mobilisierung durch Knie-TEP-Implantation gewünscht wird. Hier liegen Kontrakturen der Extensoren, Verwachsungen und Kontrakturen aller Weichteile mit den gelenknahen Knochen, sowie in der Regel auch

Ankylose

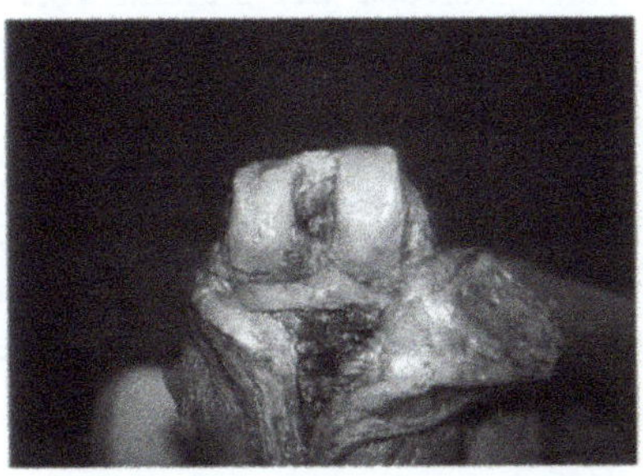

Abb. 5.1. Artikulierender PMMA-Spacer

eine knöcherne Verwachsung der Patella mit dem distalen ventralen Femur vor. Die notwendige chirurgische Intervention ist in solchen Fällen komplex, die Erfolgsaussichten im Hinblick auf die wieder zu erlangende Mobilität des Kniegelenkes gering. Man hüte sich davor, aus einem stabilen, schmerzfreien Kniegelenk ein wenig bewegliches, schmerzendes Knie zu erzeugen. Die erhöhten Operationsrisiken in solchen Fällen sind eine relative Kontraindikation für eine Knie-TEP in diesen speziellen Situationen.

Operationsrisiken

Chirurgisches Vorgehen

Das Knie wird durch eine übliche Hautinzision in der Mittellinie eröffnet. Haut und subkutanes Gewebe sind mit dem Streckapparat verwachsen. Diese Verwachsungen sind sorgfältig zu lösen.

mediale Arthrotomie

Üblicherweise kann das Kniegelenk durch eine mediale Arthrotomie eröffnet werden, wobei narbige Verwachsungen zu lösen sind. Wenn die Patella bindegewebig oder knöchern fixiert ist, muss sie scharf gelöst werden oder durch Osteotomie mit dem Meisel von ihrer Unterlage befreit werden. Am distalen Femur bzw. der proximalen Tibia sind die Weichteile subperiostal zu lösen. In schwierigen Fällen ist eine Skelettierung des distalen Femurs und der proximalen Tibia notwendig. Die Weichteile werden insgesamt von ihrer Unterlage subperiostal gelöst, niemals jedoch quer durchtrennt.

Skelettierung

intraartikuläre Verwachsungen

Der nächste Schritt ist die scharfe Entfernung intraartikulärer Verwachsungen. Bei stärkeren Extensorkontrakturen ist die Erhaltung des vorderen und hinteren Kreuzbandes nicht empfehlenswert. Die Kreuzbänder müssen geopfert werden. Dann ist ein vorsichtiges Beugen und Entfernen weiterer intraartikulärer Verwachsungen möglich. Ein ausgiebiges laterales Release der Patella von intraartikulär kann jetzt hilfreich sein, um die Patella endgültig nach lateral zu evertieren.

laterales Release

Vor einem lateralen Umklappen der Patella ist die Flexionsmöglichkeit des Kniegelenkes zu überprüfen. Besondere Beachtung muss hier dem Patellarsehnenansatz geschenkt werden. Eine Kontinuitätsunterbrechung am Patellaansatz wäre folgenschwer.

Patellarsehnenansatz

Bei schweren Extensionskontrakturen muss der Streckapparat verlängert werden. In leichteren Fällen können mehrere transversale Inzisionen in der Quadrizepssehne und anschließende vorsichtige Flexion zum Erfolg führen.

transversale Inzisionen

Diese transversalen Inzisionen der Quadrizepssehne betreffen ca. 1/3 der Sehnendicke und führen zu einer Sehnenverlängerung ohne Kontinuitätsunterbrechung.

Bei schweren Kontrakturen genügt dies nicht. Jetzt ist eine typische VY-Quadrizepssehnenplastik, wie sie von Keblish (1987) beschrieben wurde, notwendig: Zusätzlich zur medialen Arthrotomie erfolgt, beginnend vom proximalen Schnittende, eine laterale Durchtrennung der Quadrizepssehne. Durch die Flexion des Kniegelenkes in 90 Grad wird die notwendige Verlängerungsstrecke bestimmt und später die Sehne mit entsprechender Verlängerung mit resorbierbarem und nicht resorbierbarem Nahtmaterial im Wechsel verschlossen (Abb. 5.2 a, b).

VY-Quadrizepssehnenplastik

Die Nachbehandlung muss die Kontinuitätsunterbrechung der Quadrizepssehne berücksichtigen: Intraoperativ ist zu prüfen, ob die Nähte einer 90-Grad-Flexion standhalten. Für 4 Wochen ist die Flexion auf einer Motorschiene auf 60 Grad

Nachbehandlung

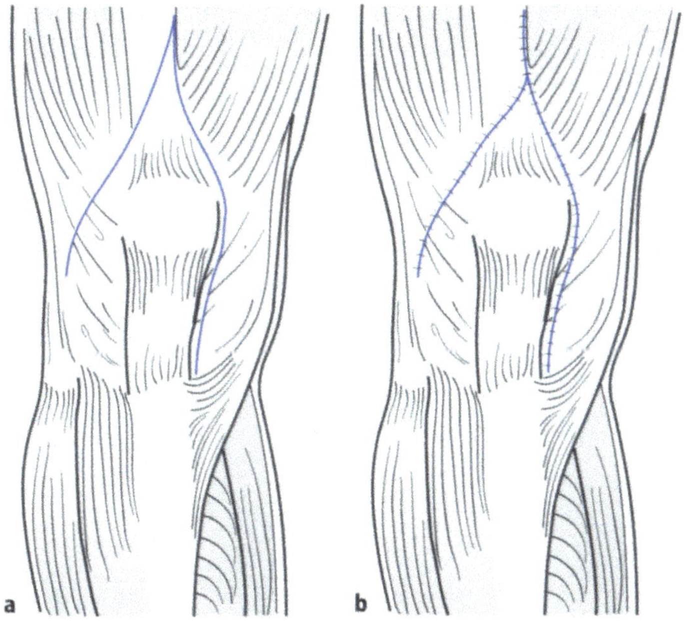

Abb. 5.2. Schema einer VY-Plastik der Quadrizepssehne. **a** Schnittführung, **b** Resultat

zu begrenzen, für weitere 2 Wochen auf 90 Grad, bis die Flexion dann nach 6 Wochen völlig freigegeben werden kann. Die Verlängerung der Extensoren mit Hilfe einer Osteotomie der Tuberositas tibiae, wie sie von Whiteside (1990) angegeben wird, birgt größere Risiken und ist aus unserer Sicht nicht empfehlenswert.

Die Wahl des Implantates ist für die Behandlung von in Streckung steifen Kniegelenken entscheidend:

posterior stabilisiertes Gelenk

Notwendig erscheint immer ein posterior stabilisiertes Gelenk, da das hintere Kreuzband bei der Präparation geopfert werden muss. Ist das Knie in Extension stabil, nicht jedoch in Flexion, kann durch ein horizontal stabilisiertes Gelenk die notwendige Stabilität in Flexion erreicht werden. Ein Dorsalversetzen der Femurkomponente erhöht die Stabilität in Flexion.

Dorsalversetzen der Femurkomponente

Die andere Möglichkeit der Stabilitätsverbesserung, nämlich eine größere Femurkomponente, vermindert den schon deutlich eingeschränkten Bewegungsumfang und sollte wenn möglich vermieden werden.

Stemverlängerung

Ist eine Dorsalversetzung des femuralen Teiles notwendig, sollte eine Stemverlängerung am Femurteil verwendet werden, um Scherkräfte besser abfangen zu können.

Ist nur durch ein ausgedehntes Weichteilrelease das ehemals steife Kniegelenk zu mobilisieren und besteht eine erhebliche horziontale Instabilität in Flexion, muss in Ausnahmefällen eine Scharnierprothese verwendet werden.

Kapitel 6

Management der Varusfehlstellung

C. T. Trepte

Wie im allgemeinen Teil dargestellt, sind zusätzlich zu den Röntgenaufnahmen des Kniegelenkes in zwei Ebenen für die präoperative Planung Achsaufnahmen des Beines erforderlich. Nur auf den Ganzbeinaufnahmen lässt sich der Verlauf bzw. die Versetzung der Mikulicz-Linie und somit die erforderliche knöcherne Korrektur ermitteln.

präoperative Planung

Mikulicz-Linie

Was die Weichteilsituation anbelangt, so ist es häufig nicht möglich, das exakte Ausmaß der Weichteilverkürzungen/-kontrakturen präoperativ festzustellen. Häufig liegen schmerzbedingte Kontrakturen vor. Dennoch kann man bei exakter präoperativer Untersuchung eine recht gute Vorstellung vom Ausmaß der Kontrakturen bzw. der ligamentären Dysbalance gewinnen. So lässt sich meist feststellen, ob die Fehlstellung fixiert ist oder sich zumindest teilweise ausgleichen lässt. So ist bei schwerer Varusfehlstellung nicht selten, dass der laterale Bandapparat überdehnt oder zumindest insuffizient ist. Dies lässt sich bei exakter Untersuchung unschwer diagnostizieren. Besonderes Augenmerk sollte dem Vorliegen bzw. dem Ausmaß von Beugekontrakturen gelten. Beugekontrakturen von mehr als 15 Grad erfordern häufig eine Resektion des hinteren Kreuzbandes und ein dorsales Release und somit auch die Implantation von dorsal stabilisierenden ultrakongruenten oder posterior stabilisierenden Zusatzmodulen (s. Kapitel Management der Kniebeugekontraktur).

Weichteilverkürzungen/-kontrakturen

schwerer Varusfehlstellung

Beugekontrakturen

Grundsätzlich sollte das Ausmaß der Kontrakturen nochmals präoperativ in Narkose überprüft werden. Hier kann relativ gut zwischen schmerzbedingten funktionellen und strukturellen Kontrakturen unterschieden werden.

Ausmaß der Kontrakturen

Röntgenologisch wird sich bei der Varusgonarthrose die Fehlstellung fast ausnahmslos im Bereich des Tibiakopfes zeigen; mitunter findet sich bei schweren Fehlstellungen ein

Röntgenbefund

ausgeprägter medialer Ausschliff. Größere femorale Fehlstellungen oder Defekte sind bei der Varusgonarthrose selten, sie finden sich fast ausschließlich bei fortgeschrittenen Fällen des M. Ahlbäck oder nach suprakondylär varisierenden Umstellungen.

Aus systematisch didaktischen Gründen sprechen wir im Weiteren vom Management

leichte Fehlstellung

- der *leichten Fehlstellung* mit einer Varusfehlstellung bis zu etwa 5 Grad oder einem bis zu 5 Grad Varusfehlstellung ausgleichbaren Malalignment,

mäßige Fehlstellung

- der *mäßigen Fehlstellung* mit einem zu korrigierenden Malalignment bis zu 10 Grad und

schwere Varusfehlstellung

- der *schweren Varusfehlstellung*, bei der mehr als 10 Grad Fehlstellung bzw. Malalignment zu korrigieren sind und bei der aufgrund der erheblichen Verkürzung des Innenbandes und erheblichen Fehlstellung meist eine Überdehnung des lateralen Kollateralbandes vorliegt.

Weichteilbalancierung

Generell kann man sagen, dass eine Überdehnung oder Insuffizienz des lateralen Kollateralbandes die Weichteilbalancierung erschwert, weil dadurch bei der Weichteilbalancierung das mediale Kollateralband stärker verlängert werden muss bis medial und lateral annähernd identische Bandspannung und damit ligamentäre Balance herrschen.

Die Implantation einer totalkondylären Knietotalendoprothese nach suprakondylär varisierender Osteotomie bei gleichzeitiger Varusfehlstellung stellt uns ebenfalls vor ganz spezielle Probleme und soll daher in einem eigenen Kapitel abgehandelt werden.

Management der leichten Varusgonarthrose

Femur-Tibia-Winkel

Es muss nur Fehlstellung korrigiert werden, bei einem beispielsweise geplant anzustrebenden Valgus von 175 Grad beträgt die Gesamtfehlstellung maximal 170 Grad (Femur-Tibia-Winkel). Es bestehen keine oder nur eine sehr geringe Beugekontraktur und üblicherweise keine laterale Bandüberdehnung oder Insuffizienz (Ausnahme chronische Polyarthritis). Nach Midline-Inzision und Spalten des Subkutangewebes eröffnen wir das Gelenk von medial (Abb. 6.1).

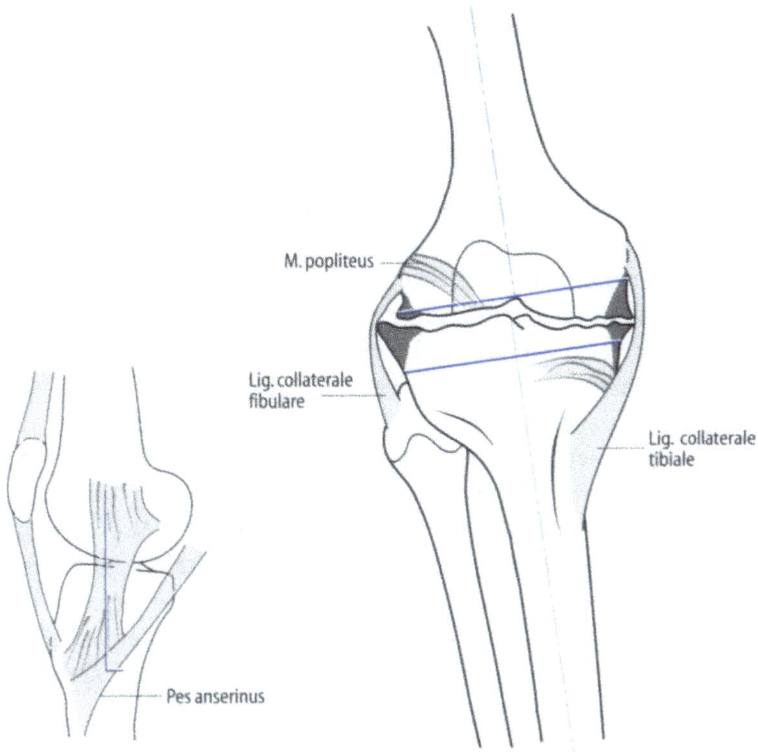

Abb. 6.1. Weichteilmanagement bei Varus-Gonarthrose

Es erfolgt eine sparsame Abhebung des Innenbandapparates. Die medialen Kapselbandstrukturen werden vorsichtig nach dorsal bis zum Tibiakopf abgehoben und mobilisiert, um den Tibiakopf medial ausreichend gut exponieren zu können. Femorale und tibiale Osteophyten werden abgetragen. Die mediale Mobilisierung hat mit äußerster Umsicht und Zurückhaltung zu erfolgen, um eine zu starke Verlängerung des Innenbandes und damit eine ligamentäre Überkorrektur zu vermeiden - dennoch muss der Tibiakopf medial ausreichend dargestellt werden, um eine ungewollte Verletzung oder gar Durchtrennung des Innenbandes bei der Resektion und Entfernung des Tibiakopfresektates zu vermeiden.

Femorale und tibiale Osteophyten

ligamentäre Überkorrektur

Wir eröffnen femoral routinemäßig die Notch, dies erleichtert die Entfernung des vorderen Kreuzbandes bzw. der noch stehenden vorderen Kreuzbandfasern. Das hintere Kreuzband lässt sich zudem besser darstellen und nötigenfalls mobilisieren. Zudem eröffnen wir die Patellagleitrinne,

Notch

Patellagleitrinne

indem wir mit der oszillierenden Säge einen etwa 20 mm breiten Korridor medial und lateral begrenzen. Mit einem entsprechenden Lambotte-Meißel wird dieser Korridor dann auf dem Niveau der ventralen Begrenzung des distalen Femur osteotomiert, der Knochen angehoben und entfernt. Auf dem Femur wird dann ein langer, 2 mm Ø Kirschnerdraht nach proximal geschoben. Dadurch erhält man einen Anhalt über die Antekurvation und den ungefähren Achsverlauf. Die Positionierung des Bohrloches für das intramedulläre Alignment-Rod wird dadurch erleichtert und das Bohren einer via falsa weitgehend vermieden. Da bei der leichten Varusgonarthrose keine wesentlichen suprakondylären Fehlstellungen bestehen, sollte die Femurresektionsschablone, die den Kniebasiswinkel bestimmt, beiden Kondylen weitgehend anliegen oder nur wenig lateral abstehen. – Steht die femorale Resektionsschablone einseitig weit ab, so wäre dies ein Hinweis für einen präoperativ falsch ermittelten anzustrebenden Valguswinkel oder auf eine Fehlpositionierung des intramedullären (i.m.) Rod. Auf die Bedeutung einer leichten ARO bei der anterioren und posterioren femoralen Resektion wurde im allgemeinen Teil hingewiesen.

Antekurvation
Achsverlauf
Alignment-Rod

femorale Resektionsschablone

Nach Zubereitung des femoralen Prothesenlagers wird das tibiale Alignment-Rod montiert. Tibial führen wir bei Primärimplantationen praktisch ausnahmslos eine extramedulläre (e.m.) Instrumentation durch. Die tibiale Resektion sollte etwas unterhalb des tiefsten Punktes im Tibiabereich erfolgen, durch entsprechende Instrumente lässt sich dieser Level leicht definieren.

tibiale Alignment-Rod
extramedulläre (e.m.) Instrumentation
tibiale Resektion

Bei nicht voroperierten Gelenken liegt der tiefste Punkt bei der Varusgonarthrose immer medial.

Sollte unbeabsichtigt medial eine ligamentäre Überkorrektur erfolgt sein und hieraus eine mediale Bandinsuffizienz resultieren, so muss unbedingt eine Verlängerung der lateralen Bandstrukturen erfolgen (s. Management der Valgusgonarthrose).

Nach ligamentärer Balancierung müssen mediale und laterale Bandstrukturen durch Wahl der adäquaten Höhe des Inlay unter Spannung gebracht werden.

adäquate Höhe des Inlay

Management der mäßigen Varusgonarthrose

Es müssen bis zu etwa 10 Grad Fehlstellung korrigiert werden. Bei einem beispielsweise geplanten Femorotibialwinkel von 175 Grad beträgt das femorale Malalignment bis zu 185 Grad und ist damit schon erheblich. Nicht selten finden sich eine Überdehnung der lateralen Kapselbandstrukturen sowie evtl. zusätzlich eine Beugekontraktur.

Überdehnung der lateralen Kapselband-strukturen

Im Tibiakopfbereich findet man nicht selten einen distinkten medialen oder auch mediodorsalen Knocheneinschliff. Im lateralen unbelasteten Kompartment ist der Knochen sehr weich und gelegentlich zystisch durchsetzt.

Nach üblicher Eröffnung des Gelenkes wird der Innenbandapparat großzügig dargestellt und angehoben. Femorale und tibiale Osteophyten werden danach sorgfältig bis nach dorsal abgetragen. Man erkennt dabei häufig eine Demarkationslinie zwischen osteophytären Anbauten und dem eigentlichen Tibiakopf.

Eröffnung des Gelenkes

Femorale und tibiale Osteophyten

Die Kapsel wird dann in Höhe des eigentlichen Innenbandes längs inzidiert und das Ligamentum collaterale mediale sensu restrictu dargestellt. Es erfolgt das sog. „Grobrelease". Unter Valgusstress lässt sich nach Mobilisieren des Innenbandes und Osteophytenabtragung zumindest ein Teil der Varusfehlstellung ausgleichen. Lässt sich die Fehlstellung noch nicht ausreichend korrigieren, so wird das Innenband sensu restrictu längs gespalten und in Höhe des Pes anserinus äußerst vorsichtig sukzessive nach dorsal gekerbt, bis unter mehr oder minder starkem Valgusstress das Gelenk medial aufgedehnt werden kann, bis sich die Fehlstellung approximativ ausgleichen lässt. Liegt zusätzlich eine Beugekontraktur vor, muss das hintere Kreuzband mobilisiert oder sogar reseziert werden, da es mitunter auch dem Ausgleich der Fehlstellung entgegensteht (s. Abb. 6.1).

Kapsel

Ligamentum collaterale mediale

Mobilisieren des Innenbandes

Innenband längs gespalten nach dorsal gekerbt

hintere Kreuzband

Die femorale und tibiale Resektion werden, wie oben beschrieben, durchgeführt.

Unter Einsetzen von Spacern ansteigender Höhe erfolgt nun die ligamentäre Feinabstimmung, das „Feinrelease".

Wurde medial nicht ausreichend verlängert oder besteht eine laterale Bandinsuffizienz, so muss medial weiter verlängert werden, bis sowohl in Streckung und Beugung innen und außen eine annähernd gleiche Bandspannung erreicht wird. Eine laterale Restinstabilität kann bei korrektem

laterale Bandinsuffizienz

laterale Restinstabilität

Alignment gut muskulär und auch weichteilmäßig kompensiert werden, da iliotibiales Band, laterale Gastrocs und lateraler Bizeps nun nicht mehr kontinuierlich überdehnt werden. Besteht initial ein Instabilitätsgefühl, so kann vorübergehend ein Brace verordnet werden. Nach 2–3 Monaten werden sich die lateralen Strukturen anpassen und das Kniegelenk adäquat stabilisieren. Keinesfalls darf man sich aber mit einem ungenügenden medialen Release begnügen und hoffen, dass die lateralen Strukturen sich schon kontrahieren und fest werden. Nur wenn sich das Innenband absolut nicht weiter verlängern lässt, kann man sich mit einer lateralen Restinstabilität mit einer maximalen Aufklappbarkeit von 5–10 mm zufrieden geben (K. Guske 1999).

dorsale Kondylektomie

Nach definitivem Feinrelease erfolgt die mediale und laterale dorsale Kondylektomie, da in den meisten Fällen derartiger Arthrosen die Kondylenhöcker deutlich vergrößert sind und bei maximaler Beugung dorsal am Tibiaplateau anschlagen würden. Bei dieser Gelegenheit durchtrennen wir die Sehne des M. popliteus, wenn sie verkürzt und hypertrophiert ist. Eine verkürzte hypertrophierte Popliteussehne führt zu einem deutlichen, für den Patienten unangenehmem Schnappen über die dorsale laterale Kondyle und zu einer Lateralisation des Tibiaplateau gegenüber den Kondylen (s. Abb. 6.1).

Sehne des M. popliteus

Manipulierprothese

Anschließend wird mit der Manipulierprothese geprüft, ob sich das Knie voll strecken und gut beugen lässt. Die Patella sollte ohne Zuhilfenahme des Daumens beim Beugen gut zentrieren (proof of no thumb). Fällt die Überprüfung mit der Manipulierprothese positiv aus, zementieren wir simultan sämtliche Prothesenkomponenten.

Management der schweren Varusfehlstellung

Überdehnung des lateralen Kollateralbandes

Subluxation des Tibiaplateau

Kontraktur des M. popliteus

Beugekontraktur

Es müssen über 10 Grad Fehlstellung korrigiert werden. Bei derartig ausgeprägten Fehlstellungen finden sich meist eine Überdehnung des lateralen Kollateralbandes, häufig ein medial-tibialer Defekt und eine Subluxation des Tibiaplateau gegenüber den Femurkondylen bedingt durch eine Kontraktur des M. popliteus. In vielen Fällen besteht zusätzlich eine Beugekontraktur oder zumindest eine Kontraktur des hinteren Kreuzbandes, die der Korrektur der Varusfehlstellung entgegensteht. Diese pathologisch anatomischen Gegebenheiten müssen bei der Korrektur unbedingt alle berücksichtigt werden.

Bei einer ausgeprägten Beugekontraktur und Lateralisation des Tibiaplateau sehen wir nicht selten mehr oder minder ausgeprägte Defekte mediodorsal. Speziell bei ausgeprägten mediodorsalen, aber auch bei tiefen medialen Defekten bestehen sog. „uncontained defects", d.h. der kortikale Rahmen ist zumindest partiell zerstört oder unterbrochen.

„uncontained defects"

Das generelle Vorgehen ist grundsätzlich gleich wie bei der Korrektur der mäßigen Varusfehlstellung. Beim Grobrelease muss das Innenband erheblich verlängert werden und muss daher sehr großzügig dargestellt und, wie im vorherigen Kapitel beschrieben, verlängert werden. In den allermeisten Fällen einer ausgeprägten Varusfehlstellung muss zur Korrektur das hintere Kreuzband mobilisiert und verlängert, nicht selten reseziert werden.

hintere Kreuzband

Auch bei sorgfältigem und ausgedehntem Weichteilrelease ist gar nicht selten der Beugespalt etwas weiter als der Streckspalt. Speziell bei gleichzeitig bestehenden ausgeprägten Flexionskontrakturen sind die Weichteile medial, lateral und auch dorsal stark verkürzt und dem Weichteilrelease Grenzen gesetzt.

Beugespalt
Streckspalt

Es muss evtl. mehr Knochen reseziert werden, um die volle Streckung zu erreichen. Eine weiter distal liegende tibiale Resektion führt, wie o.a., zu einer Vergrößerung sowohl des Beuge- als auch des Streckspaltes, der a priori bestehende weitere Flexionsspalt bleibt also bestehen. Eine isolierte Erweiterung des Extensionsspaltes lässt sich nur durch eine weiter proximal liegende femorale Nachresektion bewerkstelligen. Dabei muss man zwei Dinge sorgfältig beachten:

femorale Nachresektion

- Eine femorale Nachresektion über die übliche neutrale Resektionsebene führt zu einer Proximalisierung der Joint-Line, man sollte daher nur 2 bis maximal 4 mm nachresezieren (s. Abb. 3.6).
- Bevor knöchern nachreseziert wird, müssen die dorsalen Weichteile ausreichend entspannt werden. Eine Streckung allein durch Verkürzung der knöchernen Strukturen könnte nämlich zu einer relativen Überlänge der medialen und lateralen Weichteile führen.

dorsale Weichteile

Weiteres siehe Kapitel 4: Behandlung der Kniebeugekontraktur.

Wie schon im Kapitel „Die Behandlung der mäßigen Varusfehlstellung" beschrieben, lässt sich auch durch eine maximale mediale Bandverlängerung nicht immer exakt die gleiche Länge des Innen- und Außenbandes erreichen. Es verbleibt eine geringe laterale Restinstabilität bestehen, die sich jedoch gut therapieren lässt.

Zusatzmodule
ultrakongruentes Plateau
posterior stabilisierende totalkondyläre Prothese

Besteht eine deutliche dorsale Verschieblichkeit des Tibiaplateau gegenüber den Kondylen, z. B. nach Resektion des hinteren Kreuzbandes oder auch bei weiterem Flexionsspalt, so muss das Kniegelenk naturgemäß durch entsprechende Zusatzmodule, wie ein ultrakongruentes Plateau oder eine posterior stabilisierende totalkondyläre Prothese, stabilisiert werden. Eine leichte Bandlockerung lediglich in Kniebeugung wird üblicherweise durch die Spannung des Ligamentum patellae gut kompensiert.

KAPITEL 7

Management der Valgusfehlstellung

L. RABENSEIFNER

Für die fixierte Valgusfehlstellung ist ein lateraler Zugang von Vorteil, wie dies von Keblish (1987) beschrieben wurde. Durch den lateralen Zugang wird die Blutversorgung der Patella nicht wesentlich beeinträchtigt.

lateraler Zugang

Blutversorgung der Patella

Gleichzeitig wird durch diesen Zugang die Patella zentralisiert.

Nach parapatellarer lateraler Durchtrennung der anterioren Kapsel kann die Außenrotationsfehlstellung der Tibia leicht behoben werden; der Hoffa-Fettkörper wird zur Deckung der lateralen vorderen Kapsel benutzt. In Kombination mit einer Einkerbung des Tractus iliotibialis und einer Lösung des lateralen Seitenbandes und der Popliteussehne ist auch bei schweren Valgusfehlstellungen eine ausreichende Weichteilentspannung lateral zu erreichen.

Hoffa-Fettkörper

Einkerbung des Tractus iliotibialis

Die Hautinzision liegt lateral der Mittellinie des Kniegelenkes, folgt der Valgusfehlstellung und endet 2 cm unterhalb der Tuberositas tibiae lateralseitig. Die Hautinzision sollte genügend lang sein (Abb. 7.1).

Hautinzision

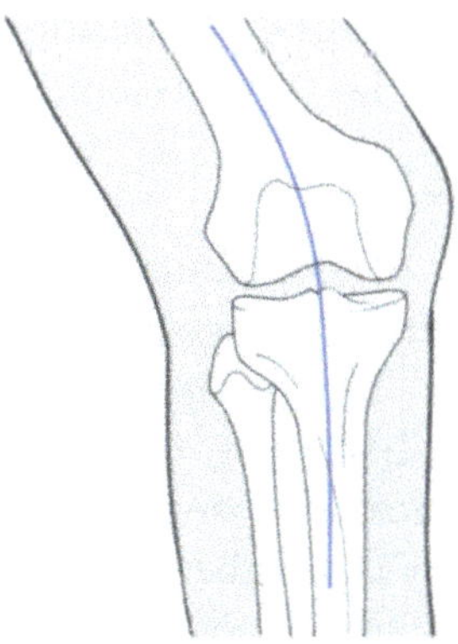

Abb. 7.1. Hautschnitt bei Valgusfehlstellung

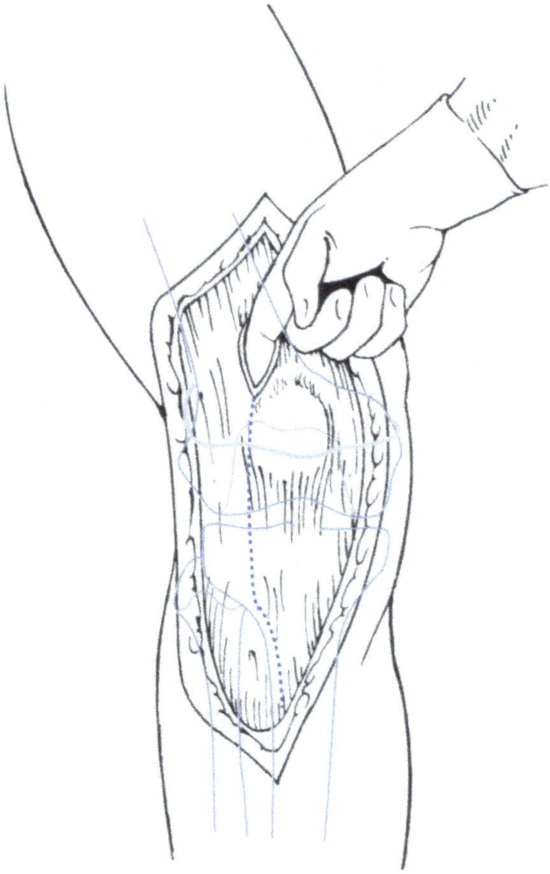

Abb. 7.2. Lateraler parapatellarer Schnitt bei Valgusfehlstellung

Die laterale Arthrotomie beginnt an der lateralen Seite der Quadrizepssehne, 1,5 cm lateral der Patella, streift das Tuberculum gerdii medial und endet lateral der Tuberositas tibiae in der anterioren Kompartmentfaszie (Abb. 7.2).

Der Hoffa-Fettkörper wird erhalten und mobilisiert, um später für den lateralen Kapselverschluss zu dienen (Abb. 7.3).

Tractus iliotibialis

Der Tractus iliotibialis kann jetzt in Extension bei Varusstress gut getastet werden.

10 cm oberhalb der Gelenklinie lässt sich der Tractus iliotibialis von intraartikulär gut durchtrennen, ohne den Peronealnerv zu gefährden (Abb. 7.4).

Tuberculum gerdii

Das Tuberculum gerdii mit dem ansetzenden Tractus iliotibialis wird subperiosteal abgelöst in lateraler Richtung. Mit

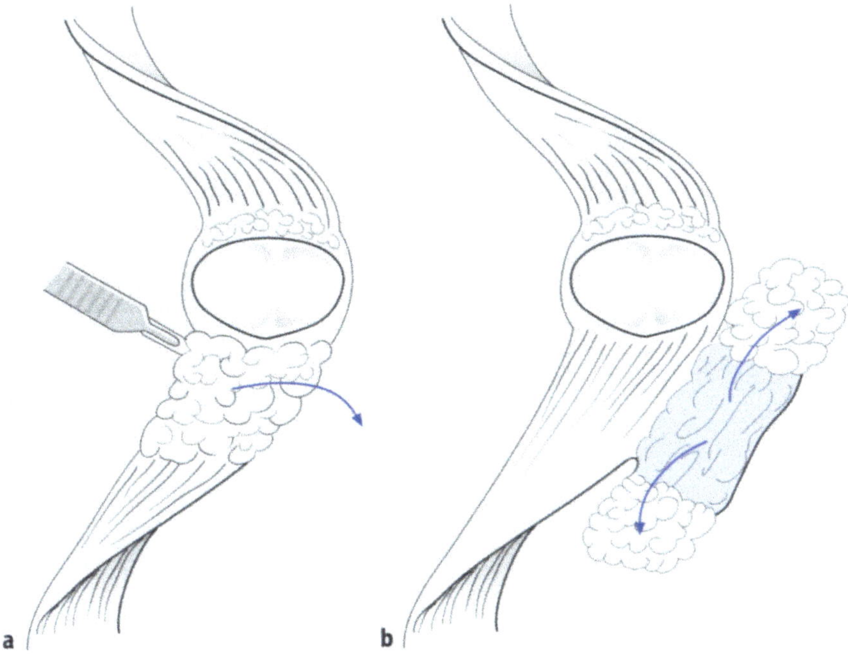

a b

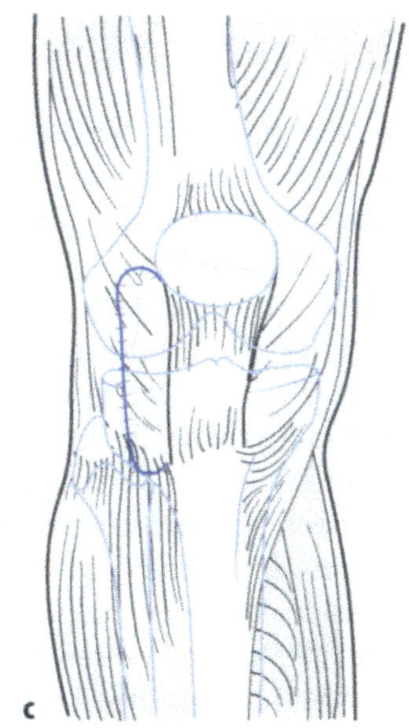

c

Abb. 7.3 a–c. Mobilisieren des Hoffa-Fettkörpers für den Verschluss der parapatellaren lateralen Arthrotomie

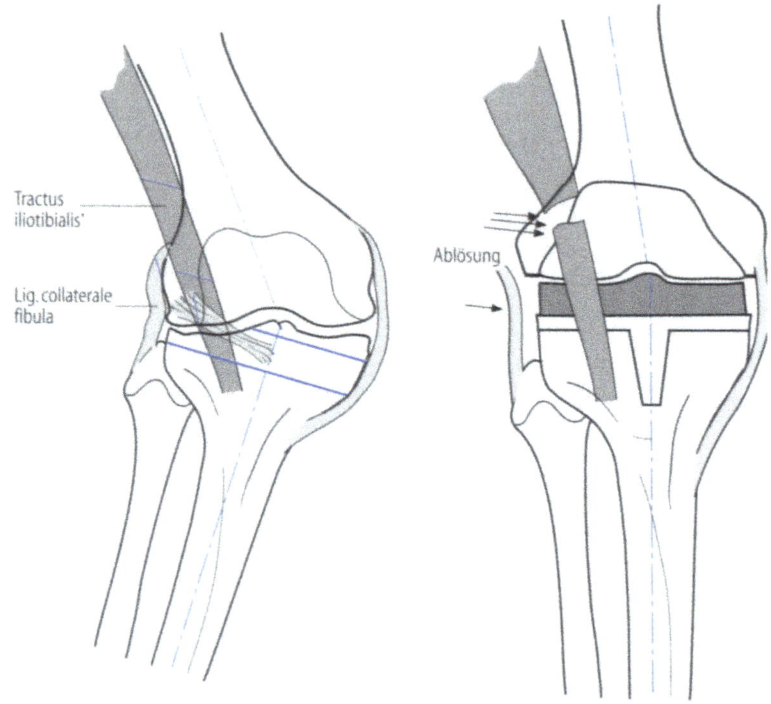

Abb. 7.4. Laterales Weichteilrelease. Tractus iliotibialis – laterales Seitenband

einem Osteotom wird die Tuberositas tibiae mit Patellarsehne etwas nach medial angehoben, sodass sich die Patella nach medial umklappen lässt.

Nach Lösen von Verwachsungen zwischen Tractus iliotibialis zur lateralen Kapsel und nach Durchtrennung des Tractus iliotibialis ist in der Regel die Außenrotation der Tibia behoben. Der bisher erreichte Ausgleich der Valgusfehlstellung ist jetzt in Extension zu überprüfen.

Verwachsungen

Im weiteren Verlauf wird das Knie in 90 Grad gebeugt. Weitere Verwachsungen zwischen Tractus und lateraler anteriorer Kapsel sind zu lösen. Durch Identifikation des Ligamentum laterale collaterale an seinem femoralen Ursprung und der schichtweisen Lösung des lateralen Kollateralbandes in Kombination mit Lösung der Peronealsehne am femoralen Ansatz ist die Korrektur auch schwerer fixierter Valgusfehlstellungen möglich.

Lösung der Peronealsehne

Der Erfolg der Weichteilentlastung wird in Kniestreckstellung überprüft: Bei leichtem Varusstress muss das Knie vollkommen ausgleichbar sein und darf nicht bei Beendigung des Varusstresses in die Fehlstellung zurückwippen.

Eine Resektion des Fibulaköpfchens, wie sie von Keblish (1987) und Buechel (1982) empfohlen wird, erscheint uns auch bei schweren Valgusfehlstellungen entbehrlich.

Resektion des Fibulaköpfchens

Der Verschluss der Kapsel muss spannungsfrei erfolgen. Mit der Mobilisation des Hoffa-Fettkörpers ist dies leicht zu erreichen (Abb. 7.3 a–c).

Ist mit dem beschriebenen Weichteilrelease ein vollkommener Ausgleich der fixierten schweren Valgusfehlstellung möglich, ist die Indikation für ein hinteres Kreuzband erhaltendes bikondyläres Knieprothesenmodell gegeben.

Besteht jedoch trotz ausgiebigem Release, trotz ausreichender Lösung von Verwachsungen, trotz subperiostealem Lösen des Tractus iliotibialis am Tuberculum gerdii noch eine erhebliche Außenrotationsfehlstellung der Tibia mit lateroanteriorer Subluxation, kann dies leicht durch Resektion des hinteren Kreuzbandes behoben werden. Jetzt ist die Indikation für ein posterior stabilisiertes Knie vorhanden.

Resektion des hinteren Kreuzbandes

Behandlung der extremen Valgusfehlstellung mittels Korrekturosteotomie

Bei extremen Valgusfehlstellungen ist die einzig mögliche gelenkerhaltende operative Maßnahme die Korrekturosteotomie.

Korrekturosteotomie

Durch Verlagerung der Beinachse soll eine möglichst physiologische Belastung der Kniegelenkspartner erreicht werden, um einen Gelenkverschleiß zu verhüten oder aufzuhalten.

Bei schweren Deformierungen ist eine arthroskopische Gelenktoilette als alleinige Maßnahme sinnlos.

arthroskopische Gelenktoilette

Zu diskutieren ist, ob vor einer evtl. Korrekturosteotomie eine arthroskopische Revision notwendig ist. Wir gehen so vor, dass wir eine arthroskopische Gelenktoilette vorschalten und in zweiter Sitzung dann die Korrekturosteotomie durchführen. Der Vorteil liegt darin, dass das Gelenk makroskopisch beurteilt und die Indikation zur Osteotomie direkt überprüft werden kann. Häufig ergeben sich radiologisch nicht zu erfassende Gelenksveränderungen, die einen endoprothetischen Ersatz verlangen.

frühfunktionelle Behandlung

Zum anderen wird die Nachbehandlung der Osteotomie, die im Sinne einer frühfunktionellen Behandlung erfolgen sollte, nicht durch einen zusätzlichen ausgedehnten intraartikulären Eingriff erschwert.

Die beste Indikation für eine Umstellungsosteotomie erscheint uns dann gegeben, wenn der Eingriff präventiv zur Verbesserung der Achsverhältnisse durchgeführt wird und wenn nur geringe degenerative Veränderungen bei guter Kniefunktion vorliegen.

präoperative Diagnostik

Die präoperative Diagnostik beinhaltet eine Einbein-Ganzbein-Stehaufnahme. Hier sind die Achsverhältnisse in der Frontalansicht sowie der Scheitelpunkt der Deformität zu beurteilen.

Der Ort der Osteotomie richtet sich nach den gelenknahen Knochenbezirken. Liegt eine Valgusfehlstellung mit horizontal gerichteter Kniebasislinie vor, ist eine hohe Tibiakopfosteotomie ausreichend (Abb. 7.5).

hohe Tibiakopf-osteotomie

supracondyläre Korrektur

Bei physiologischen Achsverhältnissen in der proximalen Tibia und Valgusdeformität des distalen Femurs ist eine suprakondyläre Korrektur notwendig. In diesen Fällen steigt die Kniebasislinie zur Belastungslinie an (Abb. 7.6).

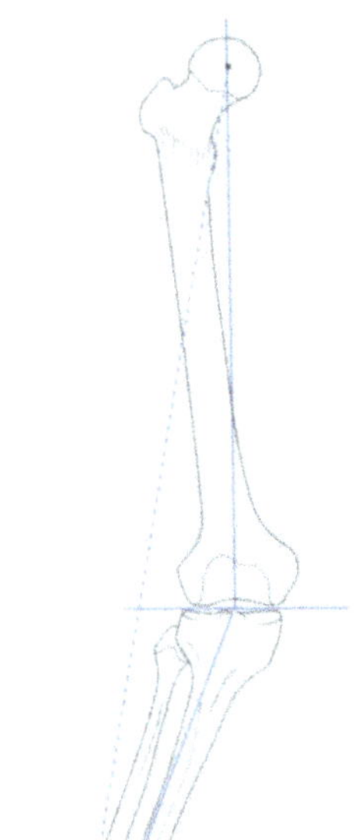

Abb. 7.5. Valgusfehlstellung mit horizontaler Gelenklinie

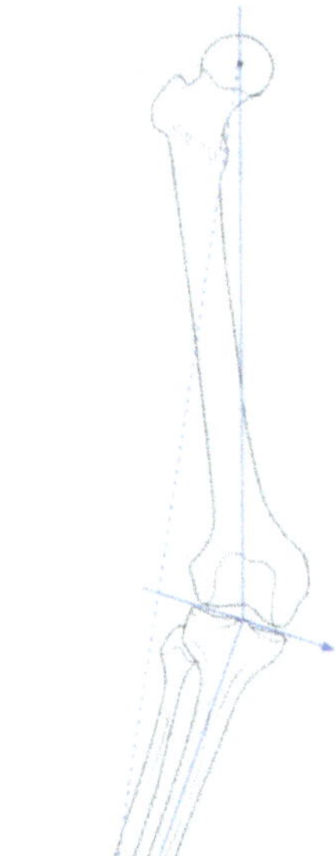

Abb. 7.6. Valgusfehlstellung durch Veränderung im distalen Femur

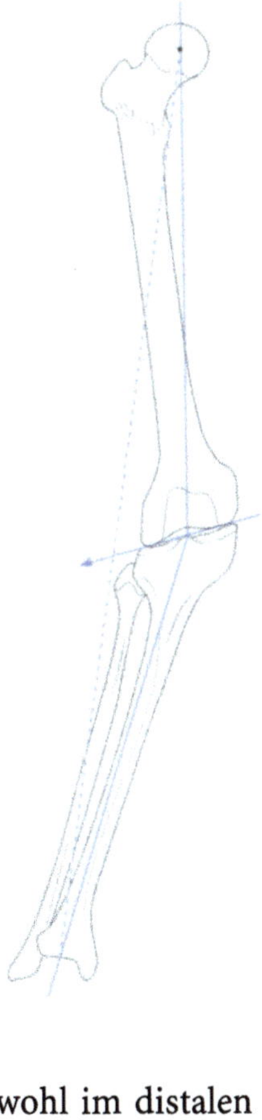

Abb. 7.7. Valgusfehlstellung durch Veränderung im distalen Femur und der proximalen Tibia

Selten findet man die Valgusdeformität sowohl im distalen Femur als auch der proximalen Tibia gleichzeitig. Hier verlangt die Fehlstellung eine Doppelosteotomie suprakondylär und im Bereich des Tibiakopfes (Abb. 7.7).

Doppelosteotomie

Eine präoperative seitliche Aufnahme des Kniegelenkes in maximaler Streckung zeigt die Notwendigkeit einer Extensions- bzw. Flexionskorrektur auf. Gehaltene Aufnahmen im Valgus- und Varussinne sind notwendig, um die ligamentär limitierte Korrekturmöglichkeit darzustellen.

Extensions- bzw. Flexionskorrektur

Eine klinisch nachzuweisende freie Beweglichkeit der Hüfte in Abduktion muss bei extremen Knievalgusdeformitäten gefordert werden, wenn eine varisierende kniegelenksnahe Korrekturosteotomie durchgeführt werden soll.

KAPITEL 8

Management der aseptischen Prothesenrevision

L. RABENSEIFNER

Mit der Zunahme der Kniegelenksimplantationen, die wir in den letzten Jahren beobachten, nimmt auch die Zahl der Revisionen deutlich zu.

Eine gründliche Fehleranalyse vor jeder Revision ist notwendig.

Fehleranalyse

Wir kennen als Ursache für Revisionen:

- designabhängige Ursachen
- Ursachen abhängig von der operativen Technik
  - zu kleine Tibia
  - Malalignment
  - Patellaprobleme
  - Instabilitäten
- ursachenunabhängig vom Operateur und vom Design wie z.B. Infektionen.

Als typisches Beispiel für designbedingte Fehlschläge dient die metal-backed Patella bei bestimmten Knieprothesensystemen (Abb. 8.1).

designbedingte Fehlschläge

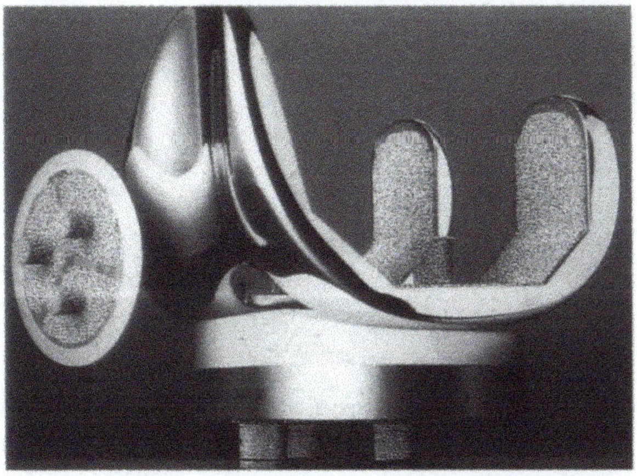

Abb. 8.1. Microloc-Kniesystem mit metal-backed Patella

Bei Beugungen zwischen 60 und 90 Grad kommt es zu einem erheblichen Polyäthylenabrieb der metal-backed Patella. Klinische Warnzeichen sind Ergussbildung, Schmerzen in Funktion, sowie ein schnarchendes Geräusch bei jeder Bewegung. Durch Metall-Metall-Kontakt entsteht in dem betreffenden Gelenk eine erhebliche Metallose (Abb. 8.2).

Metallose

Ein weiteres typisches Beispiel designbedingter Fehlschläge zeigt sich bei der Implantation zementfreier Prothesen, deren Primärstabilität durch Polyäthylenpacks im Bereich der femoralen und tibialen Komponente erreicht wird. Bei direktem Kontakt zwischen Polyäthylen und Knochen kann es zu schweren Osteolysen kommen, die die Revision einer solchen Implantation erheblich erschweren (Abb. 8.3).

zementfreie Prothesen

Polyäthylenpacks

Osteolysen

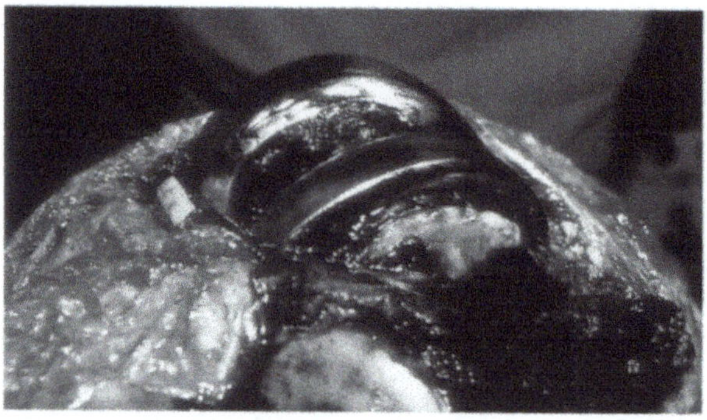

Abb. 8.2. Metallotische Veränderungen bei metal-backed Patellaproblemen

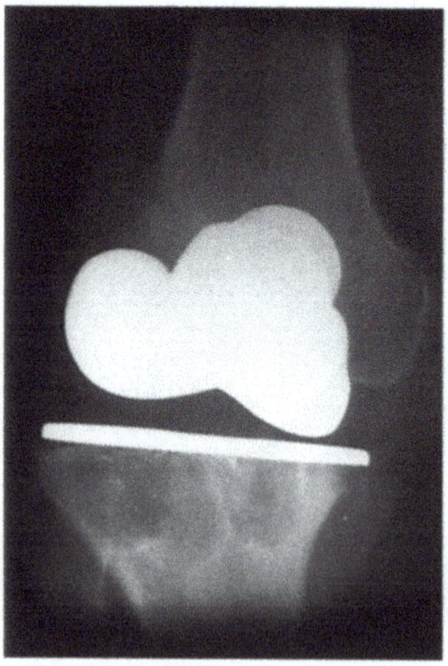

Abb. 8.3. Implantation einer zementfreien Prothese mit Polyäthylenpacks, Osteolysen in der proximalen Tibia

Durch die Auswahl einer zu kleinen tibialen Komponente kommt es zum Einsinken der tibialen Komponente in die spongiöse Knochenstruktur. Die Folge ist eine Instabilität des Kniegelenkes mit hohem Polyäthylenverschleiß (Abb. 8.4).

zu kleine tibiale Komponente

Das Malalignment wird als wesentliche Ursache für Fehlschläge der Knieendoprothese angesehen. In idealer Weise kreuzt die Belastungslinie der unteren Extremität (Mikulicz-Linie) von der Mitte des Femurkopfes bis zur Mitte des oberen Sprunggelenkes sowohl femorale als auch tibiale Komponente genau mittig, dabei ist femorale und tibiale Komponente 90 Grad zu dieser Belastungslinie ausgerichtet (Abb. 8.5).

Malalignment

Mikulicz-Linie

Bei einem solchen Malalignment kommt es zu einer Überlastung des medialen Kniegelenkkompartimentes mit erhöhtem Polyäthylenverschleiß medialseitig. Dieser erhöhte Polyäthylenabrieb führt zur Entwicklung eines aggressiven Granulationsgewebes.

Polyäthylenverschleiß

Klinisch zeigt sich dieses Bild in Ergussbildung sowie Schmerzen in Funktion. Durch das aggressive Granulationsgewebe werden alle ligamentären Strukturen, die intraartiku-

Klinisch

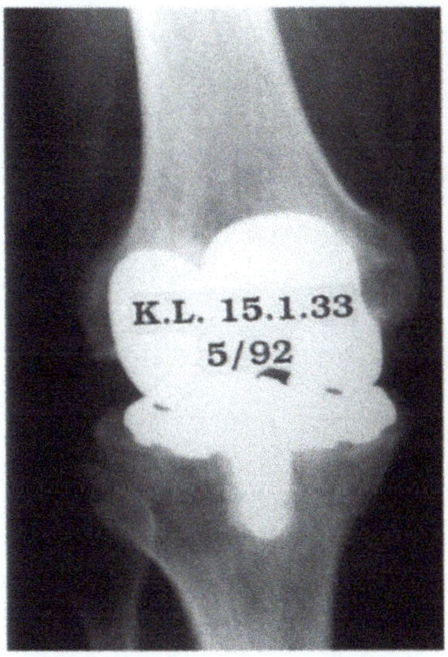

Abb. 8.4. Zu kleine tibiale Komponente mit beginnendem Einsinken in die spongiöse Knochenstruktur der proximalen Tibia

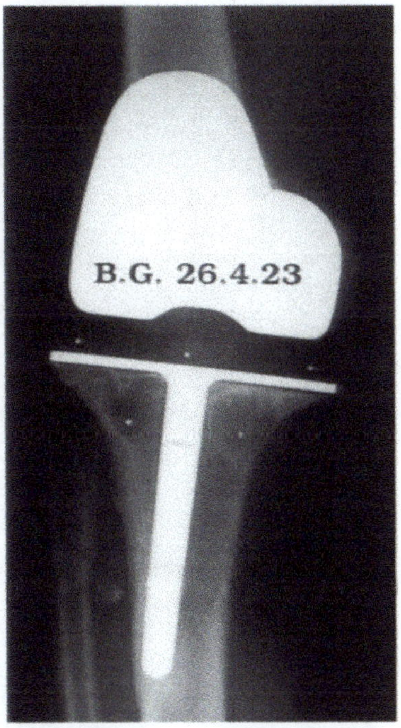

Abb. 8.5. Eine in Varusstellung eingebrachte tibiale Komponente

lär liegen, im Wesentlichen das mediale Kollateralband, beeinträchtigt. In Extremfällen kann das mediale Kollateralband zerstört und eine anteromediale Rotationsinstabilität aufgrund des systembedingten Verlustes des vorderen Kreuzbandes auftreten. Das aggressive Granulationsgewebe schädigt nicht nur die ligamentären Strukturen, sondern wächst auch zwischen Prothese und Knochen bzw. Knochenzement und Knochen und führt zu erheblichem Knochenverlust. So entstehen die beiden Hauptprobleme bei aseptischen Revisionen, nämlich:

anteromediale Rotationsinstabilität

Knochenverlust

- die Instabilität des Kniegelenkes und
- der extreme Knochenverlust.

Patella Überdicke

Ein wesentliches Problem der Knieimplantation ist die Patella selbst. Ich möchte hier nur auf zwei Probleme eingehen. Bei einer Überdicke der Patella, d.h. wenn die Gesamtpatella nach Implantation der patellaren Komponente dicker als vor der Implantation ist, kommt es zu einem Überdruck im retropatellaren Raum. Eine Lösung der patellaren Komponente bzw. eine Patellafraktur sind die Folge (Abb. 8.6–8.8).

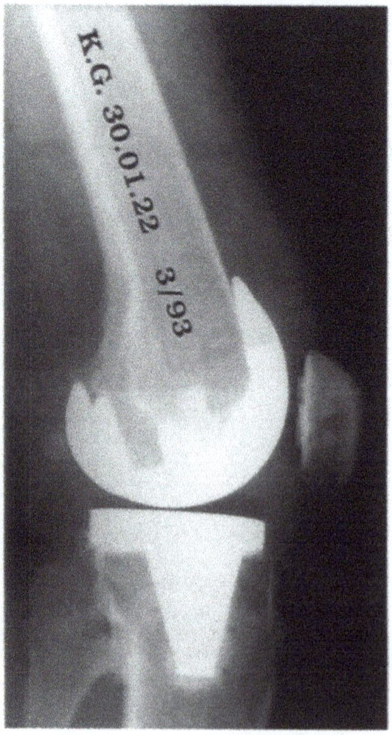

Abb. 8.6. Kniegelenksimplantation mit Patellaersatz, Überdicke der Patella

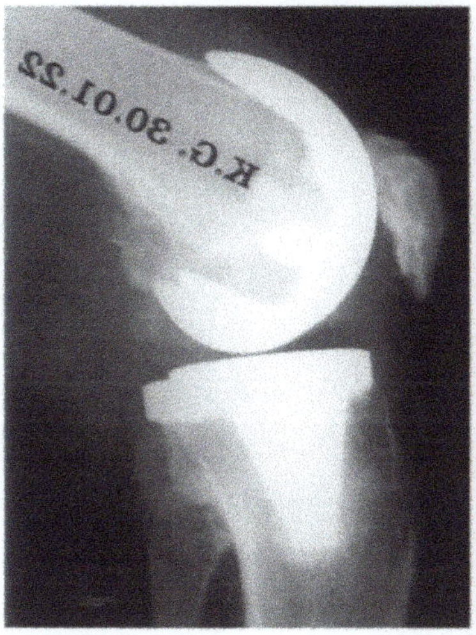

Abb. 8.7. 2 Monate später beginnende Lösung der patellaren Komponente

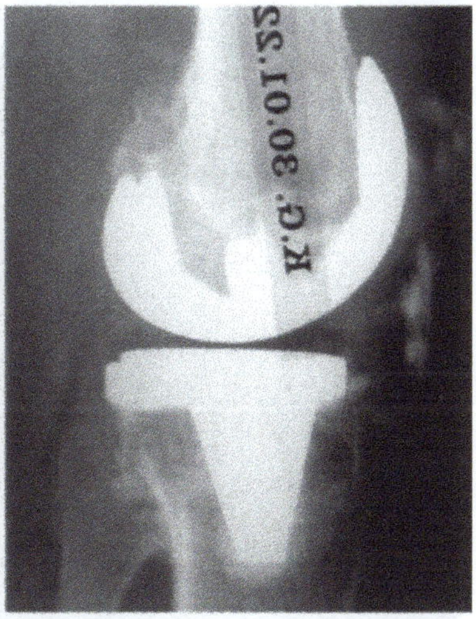

Abb. 8.8. 2 Monate später Herauslösen der patellaren Komponente

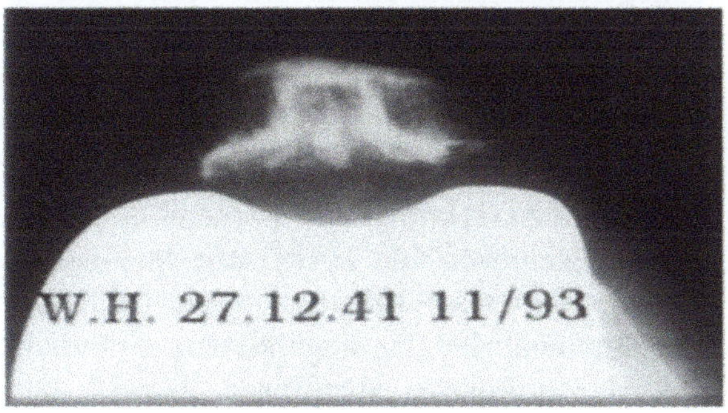

Abb. 8.9. Inlay-Patella medialer Zugang mit lateralem Release

Inlay-Patella

Durch die Implantation einer sehr großen Inlay-Patella kann das gesamte Knochenlager der Kniescheibe aufgebraucht werden. Bei der Kombination eines medialen Zuganges mit einem ausgedehnten lateralen Release in Verbindung mit einer großen Inlay-Patella wird die Blutversorgung von medial und lateral erheblich beeinträchtigt, sodass es zu einer Ermüdungsfraktur des patellaren Knochenlagers kommen kann (Abb. 8.9, 8.10).

Blutversorgung

Instabilitäten

Instabilitäten nach Kniegelenksimplantationen sind zu ca. 50 Prozent die Indikation für eine aseptische Revision des Kniegelenkes. Diese Instabilitäten können primär bedingt

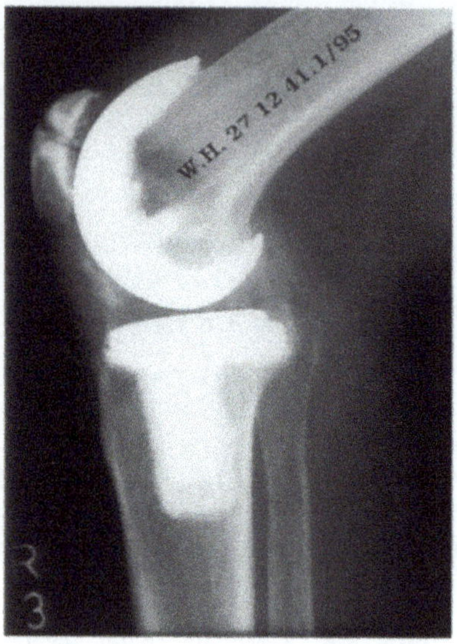

Abb. 8.10. Ermüdungsfraktur der Patella einige Zeit später

Proximalisierung der Kniebasislinie

sein durch die Operationstechnik bei Erstimplantation der Kniegelenkskomponenten: z. B. führt eine großzügige Knochenresektion am distalen Femur zu einer sehr guten Frühfunktion, bedingt jedoch eine Proximalisierung der Kniebasislinie, die in Abhängigkeit von der Zeit zu einer Instabilität des Knies führt. Häufiger ist es jedoch, dass sich Instabilitäten sekundär entwickeln, z. B. durch Überlastung des Kniegelenkes und Lockerung des medialen und lateralen Kollateralbandes. Oder es kommt nach einem erheblichen Polyäthylenabrieb zu aggressivem Granulationsgewebe, das die intraartikulären Strukturen, nämlich das mediale Kollateralband, in seiner Belastungsfähigkeit einschränkt (siehe Malalignment).

Präoperative Planung

röntgenologische Planung

Einbein-Ganzbein-Stehaufnahme

Zur präoperativen röntgenologischen Planung gehört die Kontrolle des Kniegelenkes in 2 Ebenen. Anhand dieser Röntgenbilder können die voraussichtlichen Größen des zu implantierenden Kniegelenkes abgemessen werden. Des Weiteren ist eine Einbein-Ganzbein-Stehaufnahme in Frontalebene sowohl von der zu operierenden als auch von der Gegenseite notwendig.

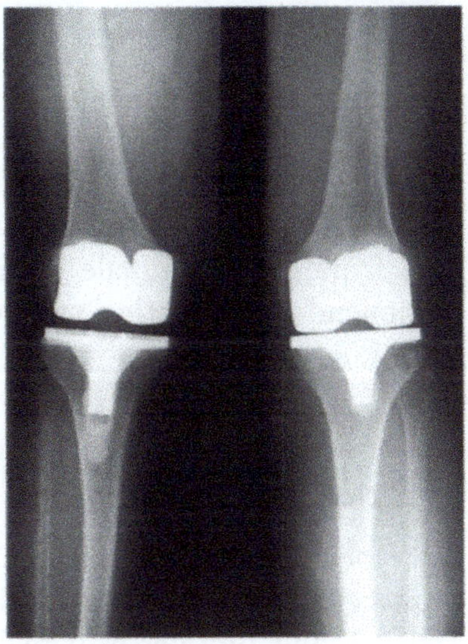

Abb. 8.11. Einbein-Ganzbein-Stehaufnahme der rechten und linken Seite, die rechte Seite zeigt eine Proximalisierung der Kniebasislinie um ca. 4 mm, Funktion: linksseitig normal, rechtsseitig horizontale Instabilität, Instabilität in Extension mit Hyperextension von 10 Grad

Anhand dieser Aufnahmen können die Fehleranalysen durchgeführt, und die Stabilität des Kniegelenkes, das Alignment und die so wichtige Kniebasislinie beurteilt werden (Abb. 8.11).

Kniebasislinie

Röntgenschablonen des zu verwendenden Revisionskniesystems erlauben die voraussichtliche Größe der femoralen Komponente, die evtl. Stemverlängerungen und die notwendigen Wedges präoperativ zu bestimmen. Die genaue Festlegung wird immer intraoperativ geschehen.

Zugangswege bei Revision

Üblicherweise wird man den alten Zugang wählen.

Bei einer erheblichen Beugekontraktur ist eine VY-Plastik der Quadrizepssehne notwendig.

VY-Plastik der Quadrizepssehne

Hat man eine normale Flexion und ist ein Zugang zum Kniegelenk durch erhebliche intraartikuläre Verwachsungen nicht möglich, bietet sich auch ein lateraler Zugang mit Ablösung der Tuberositas tibiae an.

Ablösung der Tuberositas tibiae

Entfernung der alten Implantate

dünne Osteotome
Gigli-Säge
Extraktoren

Um die alten Komponenten sorgfältig vom Knochen zu lösen sind sehr dünne Osteotome notwendig. Manchmal bietet es sich an, mit der Gigli-Säge die femorale Komponente zu entfernen. Mit speziellen universal einsetzbaren Extraktoren für die femorale und tibiale Komponente ist in der Regel eine schonende Explantation möglich.

Technik der aseptischen Kniegelenksrevision

Wie oben ausgeführt, gibt es zwei große Probleme bei der Kniegelenksrevision: der erhebliche Knochenverlust am distalen Femur und der proximalen Tibia sowie die Instabilität. Zur Lösung dieser Probleme brauchen wir

- eine standardisierte Operationstechnik, die es erlaubt, unabhängig von größeren Knochendefekten die Neuimplantation vorzunehmen,
- es muss möglich sein, die ligamentäre Stabilität wieder herzustellen,
- es muss möglich sein, die knöcherne Integrität des distalen Femurs sowie der proximalen Tibia wieder herzustellen,
- es muss sichergestellt sein, dass sowohl die femorale als auch tibiale Komponente sicher und fest implantiert werden können.

Anhand des Kniesystems Wallaby III soll die Technik der Revisionsoperation erklärt werden

Wedges

Bei dem Wallaby-III-Kniegelenk (Abb. 8.12) handelt es sich um ein Kniegelenksystem, das sowohl fünf Komponenten im femoralen Teil als auch im Tibiateil kennt. Es besteht die Möglichkeit zur Stemverlängerung sowohl femoral als auch tibial. Normalerweise stehen drei Stemlängen mit fünf verschiedenen Stemdurchmessern zur Verfügung. Zum Ausgleich von Knochendefekten stehen Wedges zur Verfügung, im femoralen Anteil distale Wedges, dorsale Wedges und die

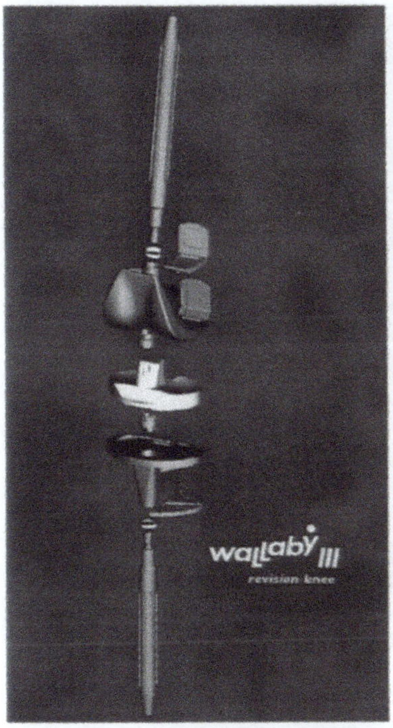

Abb. 8.12. Wallaby-III-Kniegelenk

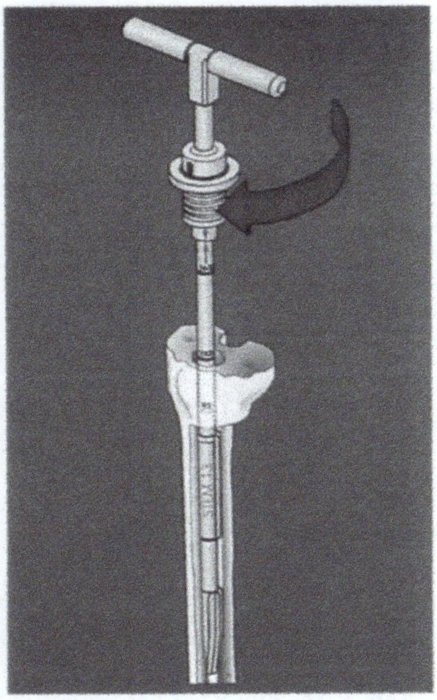

Abb. 8.13. Aufbohren des intramedullären Kanals tibial

Kombination von distalen dorsalen Wedges. Im tibialen Anteil gibt es Stufenwedges in 4 und 8 mm Größe.

Stufenwedges

Die Besonderheit dieses Kniegelenksrevisionssystems ergibt sich aus dem Instrumentarium, das erlaubt, das Kniegelenk auch bei erheblichem Knochenverlust sicher zu implantieren unter Berücksichtigung der ligamentären Stabilität.

Die wesentlichen Probleme bei einer Revision sind der erhebliche Knochenverlust sowie die Instabilität des Kniegelenkes. Die vier angesprochenen Lösungsmöglichkeiten sollen im Einzelnen besprochen werden:

■ **1. Standardisierte Operationstechnik unabhängig vom Knochendefekt.** Beim Vorhandensein schwerer Knochendefekte ist die einzig verlässliche Größe der intramedulläre Kanal. Als erstes wird der intramedulläre Kanal mit entsprechenden Bohrern im Bereich der Tibia aufgebohrt (Abb. 8.13) und dann die Schnittschablonen aufgesetzt (Abb. 8.14).

intramedullärer Kanal

Nach Durchführung der Osteotomie erfolgt das Einsetzen des entsprechenden Tibiaprobeteils mit entsprechendem

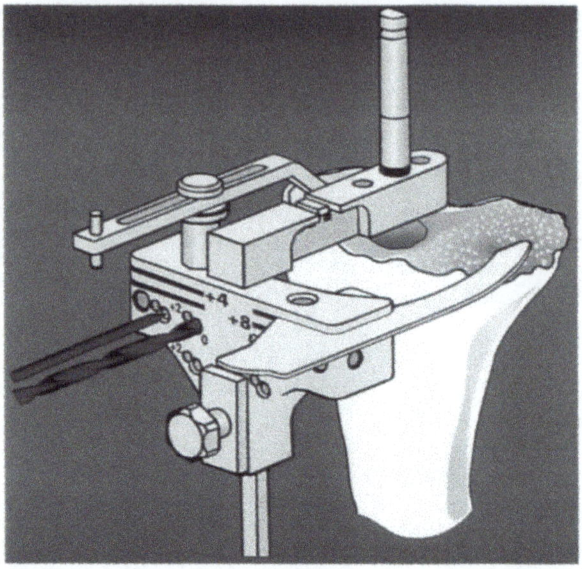

Abb. 8.14. Aufsetzen der Schnittschablone

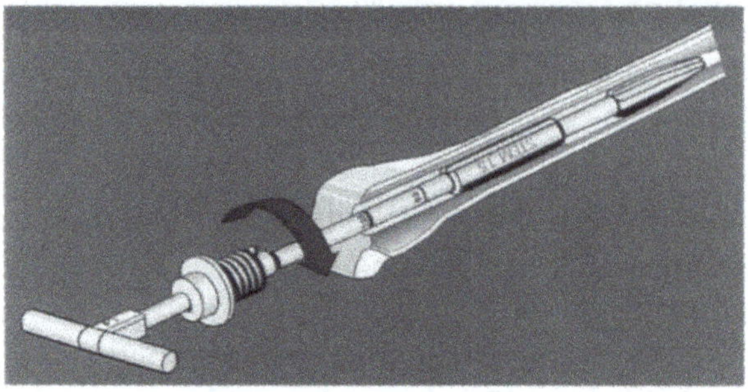

Abb. 8.15. Aufbohren des intramedullären Kanals femoral

Stem. Das Tibiaprobeplateau ist drehbar. Anschließend erfolgt das Aufbohren des Femurmarkraumes mit entsprechenden Bohrern (Abb. 8.15). Der Ausgleich zwischen anatomischer und mechanischer Achse erfolgt durch das Aufsetzen eines sog. Valgusadapters auf den entsprechenden Stem. Diese Valgusadapter-Stem-Einheit wird in den Markkanal des Femurs eingesetzt (Abb. 8.16) und dann auf den Adapter ein spezieller Bogen aufgesetzt (Abb. 8.17). Auf diesen Bogen können nun entsprechende Schnittschablonen oder ein Femurphantom aufgesetzt werden, wobei der Bogen mit Femurphantom in ap-Richtung verschieblich ist, um die Kniebasislinie wieder herzustellen (Abb. 8.18).

Valgusadapter-Stem-Einheit

Femurphantom

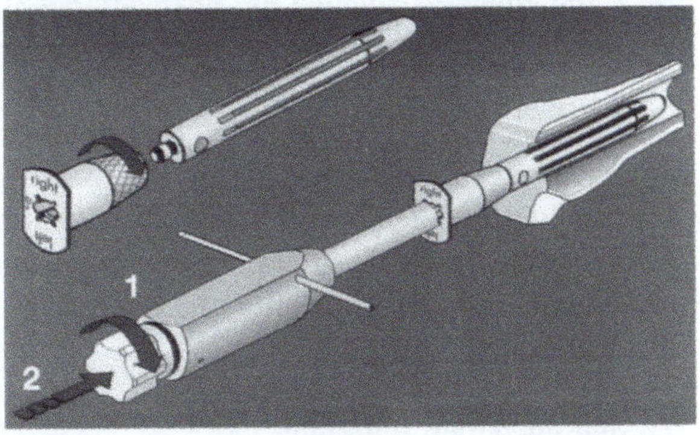

Abb. 8.16. Aufsetzen der Valgus-Adapter-Stem-Einheit

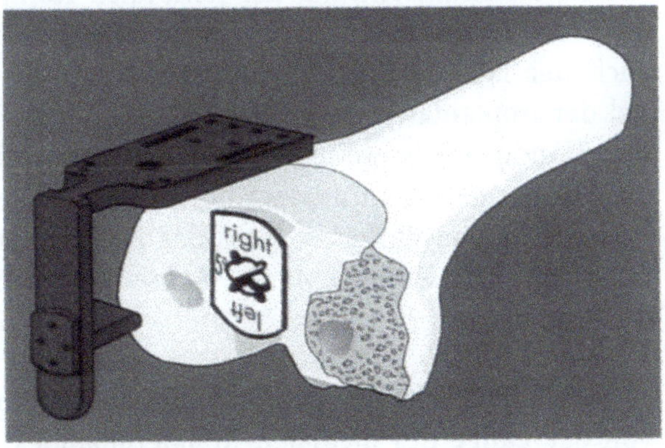

Abb. 8.17. Aufsetzen des Bogens

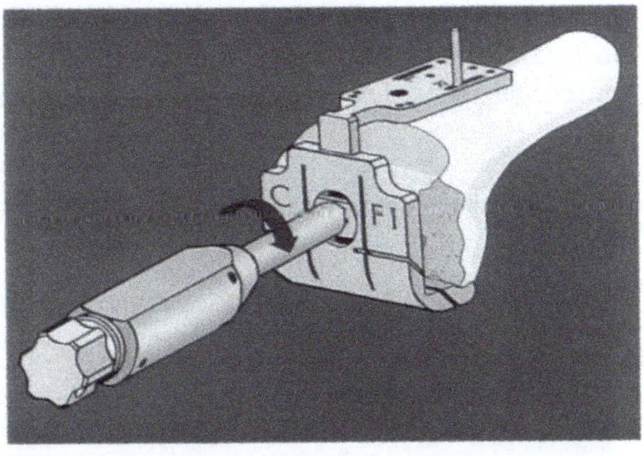

Abb. 8.18. Aufsetzen des Femur-Phantoms

■ **2. Die Wiederherstellung der ligamentären Stabilität.** Um die ligamentäre Stabilität wieder herzustellen, muss zuerst die Rotation der femoralen Komponente richtig gewählt werden. Zum Zweiten ist es notwendig, die Stabilität in Flexion zu erlangen. Als Drittes wird dann die Stabilität in Extension wieder hergestellt. Danach wird die Rotation der tibialen Komponente kontrolliert. Mit einer korrekten Rotation der femoralen und der tibialen Komponente ist ein guter Lauf der Kniescheibe möglich.

Rotation der femoralen Komponente

Zu den einzelnen Punkten:

■ **Korrekte Rotationsausrichtung der femoralen Komponente:** Die Rotationsausrichtung der femoralen Komponente erfolgt über die transepikondyläre Achse. Sowohl der mediale als auch der laterale Epikondylus werden durch Pins markiert. Bei der Implantation der Stem-Valgusadapter-Einheit wird in den Handgriff ein weiterer Pin eingegeben; dieser Pin muss absolut parallel zur transepikondylären Achse sein.

transepikondyläre Achse

Damit ist gewährleistet, dass das Femurphantom genau 90 Grad zur transepikondylären Achse eingesetzt wird (Abb. 8.19).

■ **Stabilität in Flexion:** Die Stabilität in Flexion ist abhängig von der Länge des medialen Kollateralbandes gemessen vom Epikondylus medialis bis zum medialen Femurkondylus der femoralen Komponente. Ist die Stabilität in Flexion nicht gegeben, muss die Größe des Femurphantoms eine Stufe höher gewählt werden. Wichtig bei der Ausmessung der Stabilität in Flexion ist es, den Defekt auf der tibialen Seite vollständig durch die Höhe des Probetibiainlays auszugleichen.

Länge des medialen Kollateralbandes

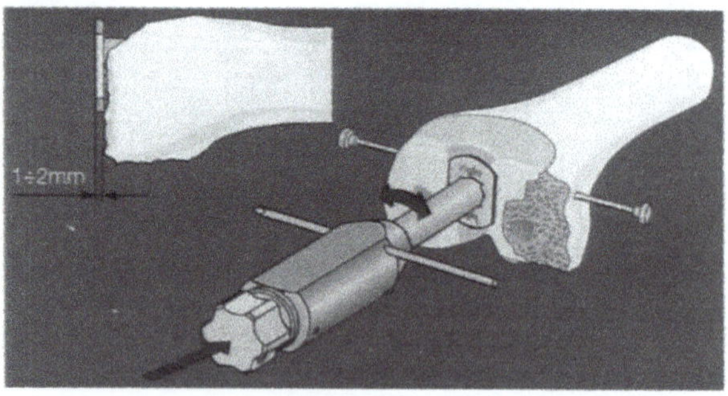

Abb. 8.19. Rotationsausrichtung

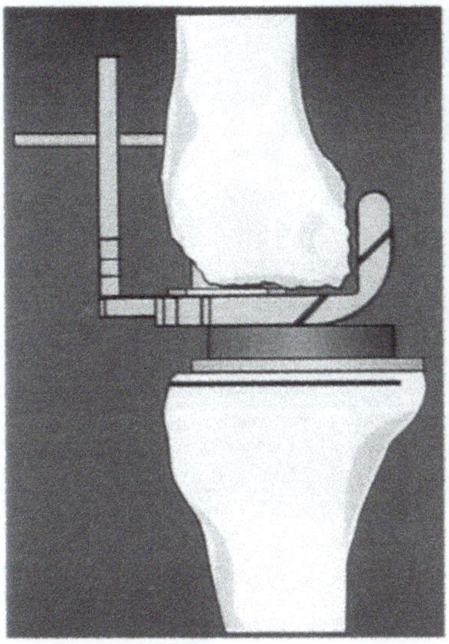

Abb. 8.20. Stabilität in Extension

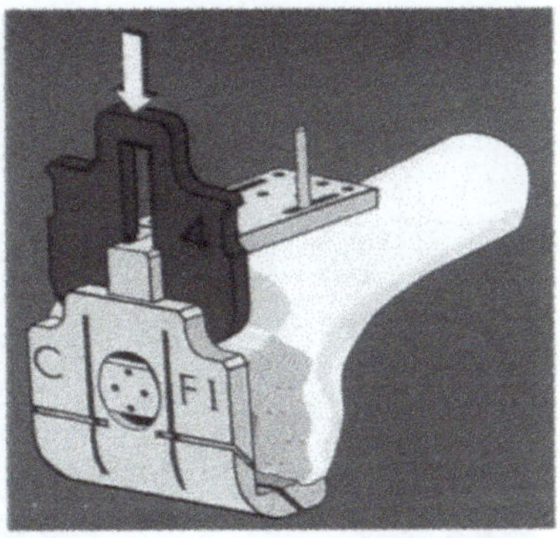

Abb. 8.21. Distalisierung der Kniebasislinie

■ **Stabilität in Extension:** Nach korrekter Ausmessung der Stabilität in Flexion erfolgt dann die Stabilitätsmessung in Extension (Abb. 8.20).

Ist in Extension eine horizontale Instabilität oder eine Hyperextension nachweisbar, muss die Kniebasislinie distalisiert werden. Hierzu wird das Femurphantom, das fixiert ist auf dem Bogen, distalisiert. Mit entsprechenden Metallwedges unterschiedlicher Dicke kann diese Distalisierung vorläufig fixiert werden (Abb. 8.21). Danach wird nochmals die Stabilitätsprüfung in Extension vorgenommen. Wenn durch die Distalisierung die Stabilität ausreichend ist, wird der Bogen mit Pins fixiert (Abb. 8.22). Hiermit ist die korrekte Kniebasislinie festgelegt. Anschließend können die zusätzlichen Schnitte im Bereich des Femurs durchgeführt werden.

Kniebasislinie

■ **Rotationsausrichtung der tibialen Komponente:** Nachdem die femoralen Schnitte durchgeführt sind, kann die entsprechende Probeprothese im Bereich des Femurs eingesetzt werden und das definitive Probetibiainlay auf die noch bewegliche Tibiaprobekomponente aufgesetzt werden.

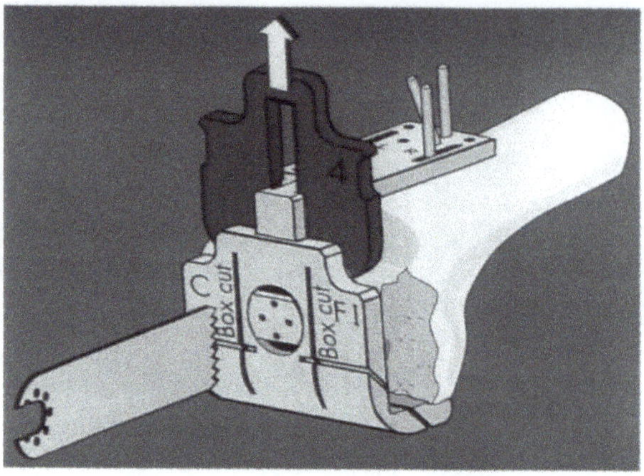

Abb. 8.22. Fixation des Bogens

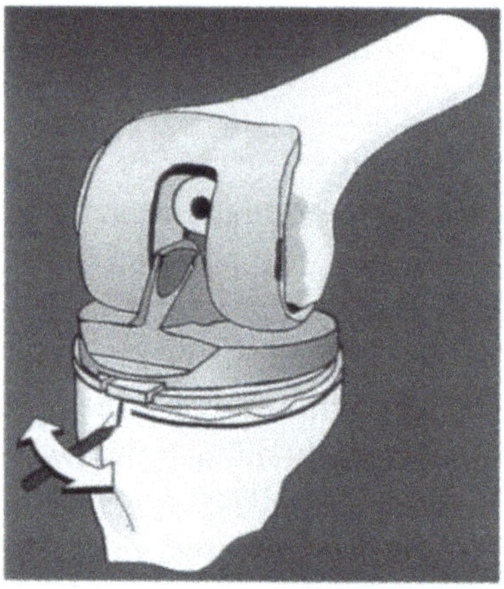

Abb. 8.23. Rotationsausrichtung tibial

Nach mehrmaligem Durchbewegen der Probekomponenten wird sich das Tibiateil in korrekter Rotation ausrichten (Abb. 8.23). Eine Markierung der korrekten Tibiarotation am Knochen ist jetzt notwendig.

■ **Korrekter Lauf der Patella:** Nachdem die Rotation des Femurteils und die Rotation des Tibiateils korrekt erfolgt sind, wird die Patella in der Regel ohne zusätzliches laterales Release korrekt laufen.

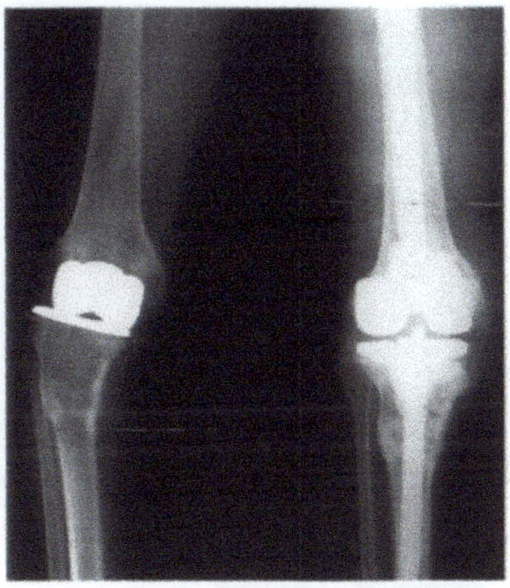

Abb. 8.24. Schwere Osteolyse femoral und vor allen Dingen tibial mit tibialer Ermüdungsfraktur, Auffüllen des Defektes am Femur mit 8 mm distal dorsalen Wedges, Knochentransplantation im Bereich der proximalen Tibia

■ **3. Wiederherstellung der knöchernen Integrität.** Kleinere Defekte bis zu 3 mm können mit Knochenzement aufgefüllt werden. Defekte zwischen 4 und 8 mm werden durch Wedges ausgeglichen, wobei uns im Bereich der femoralen Komponente distale Wedges, dorsale Wedges und die Kombination distaler dorsaler Wedges in 4 und 8 mm zu Verfügung stehen. Im Bereich der tibialen Komponente stehen uns Stufenwedges von 4 und 8 mm zur Verfügung.

Kleinere Defekte
Defekte zwischen 4 und 8 mm

Knochendefekte über 8 mm sollten durch eine Knochentransplantation aufgefüllt werden (Abb. 8.24).

Knochendefekte über 8 mm

■ **4. Sichere Fixation der femoralen und tibialen Komponente.** Zur sicheren Fixation der einzelnen Komponenten stehen uns Stems zur Verfügung mit drei verschiedenen Längen sowie fünf verschiedenen Durchmessern.

Stems

Je größer der Knochendefekt, um so länger sollte der Stem sein. Die intramedulläre Fixation der Stems darf jedoch nicht zu fest sein.

Es hat sich bewährt, dass wir den Stem so wählen, dass der entsprechende Stem in einer Länge zwischen 3 und 7 cm den Markraum vollständig ausfüllt. Unterhalb von 3 cm kann man von einer gewissen Instabilität, über 7 cm von einer zu starken Stabilität ausgehen, die das Remodelling der Knochentransplantate gefährden würde. Die Stemfixation erfolgt immer zementfrei, die Fixation der femoralen und tibialen Komponente immer zementiert.

Remodelling der Knochentransplantate

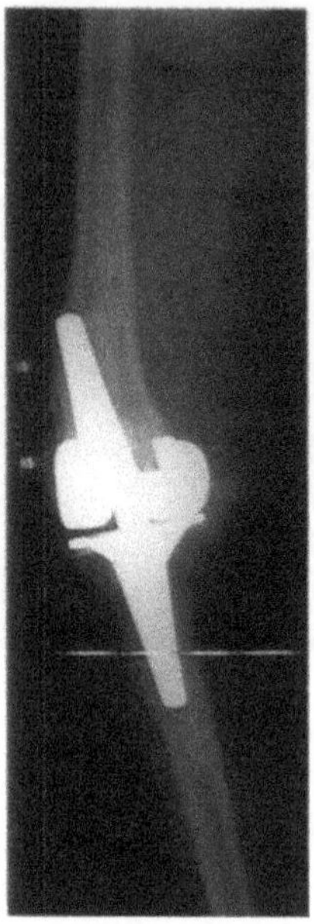

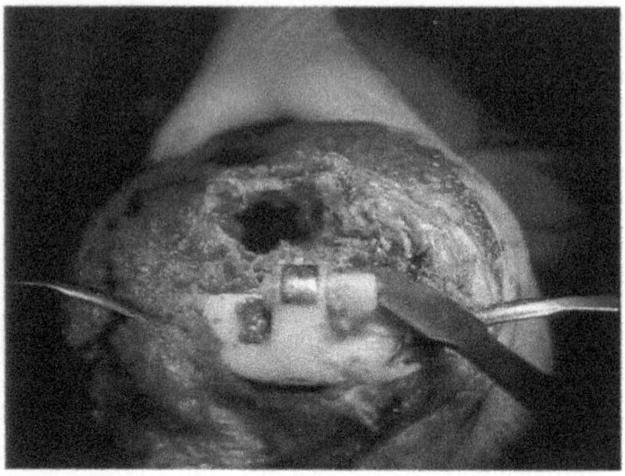

Abb. 8.26. Schwere knöcherne Defekte im Bereich der Tibia und des Femurs mit vollständiger Destruktion des lateralen Femurkondylus

Abb. 8.25. Ausgangsbefund einer gelockerten Prothese

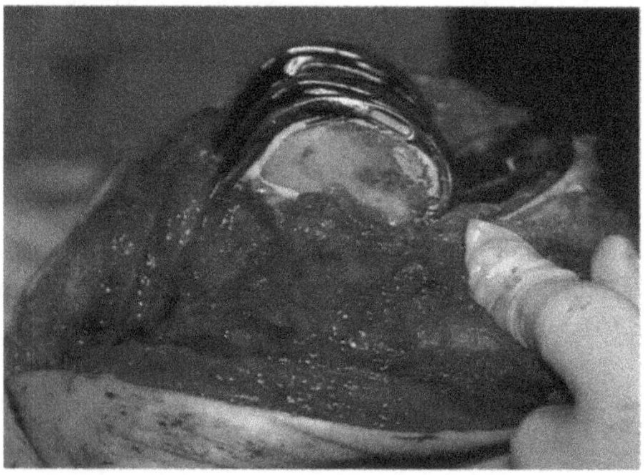

Abb. 8.27. Auffüllen des Defektes am lateralen Kondylus mit Hilfe eines halben homologen Femurkopfes

Dieses Vorgehen hat den Vorteil, dass man bei einer nächsten Wechseloperation eine Situation vorfindet wie bei einer bikondylären Prothese. Die Stems sind aus einer Kobaltbasislegierung. Somit kommt es nicht zu einem Einwachsen des Knochens an diese langen Stems.

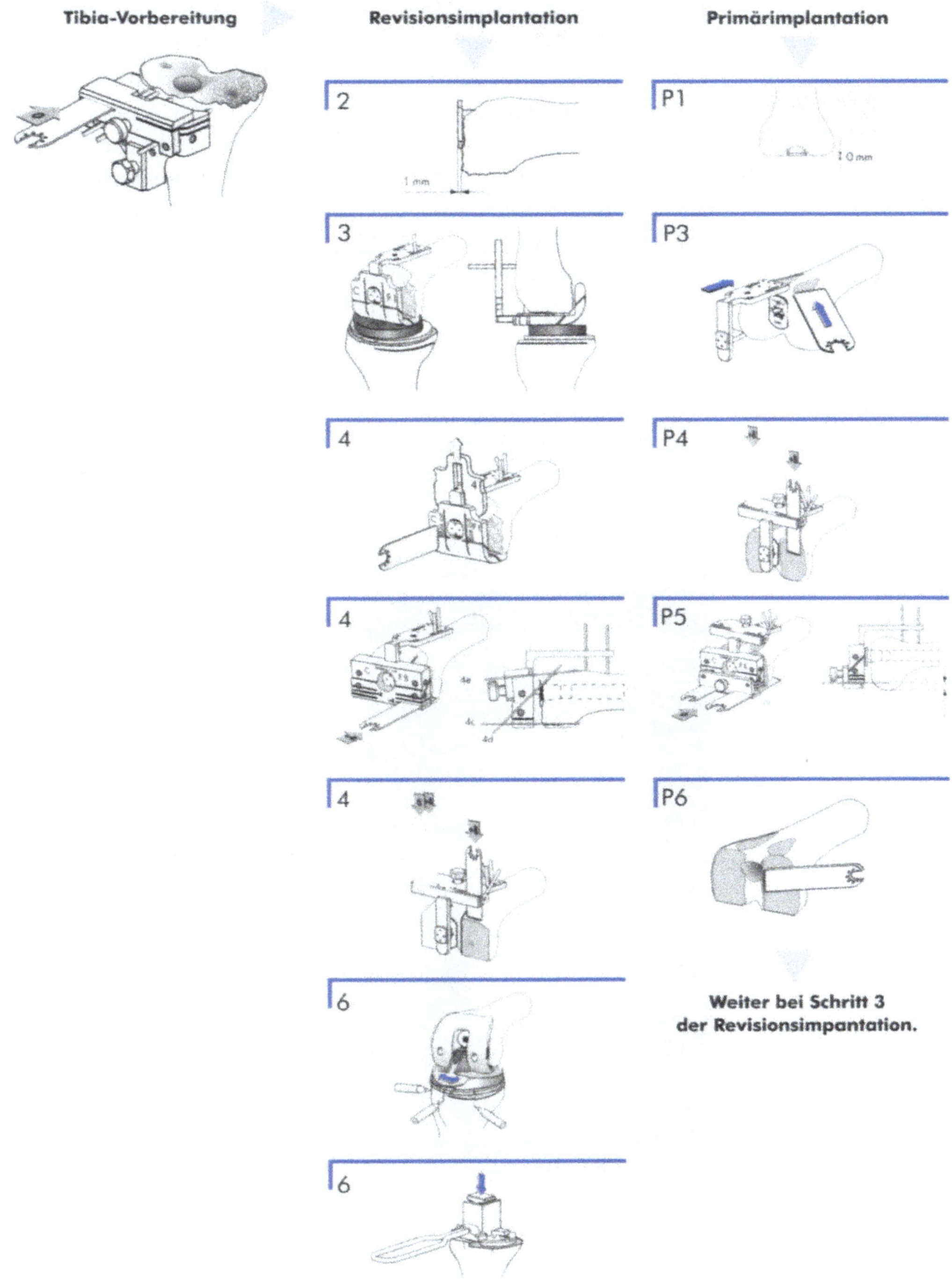
Tibia-Vorbereitung
Revisionsimplantation
Primärimplantation
2
P1
3
P3
4
P4
4
P5
4
P6
6
Weiter bei Schritt 3
der Revisionsimpantation.
6

Abb. 8.28

autologes Knochentransplantat

Bei jeder Revision sollte man die nächste Revision schon berücksichtigen. Die Knochendefekte werden entsprechend ihrer Größe ausgeglichen. Bei großen Knochendefekten kann ein autologes Knochentransplantat durchgeführt werden. Die Stems garantieren die Primärstabilität bis zur Umwandlung der Knochentransplantate in körpereigenen Knochen. Auch bei schwersten knöchernen Defekten ist die Rekonstruktion des distalen Femurs bzw. der proximalen Tibia möglich unter Berücksichtigung der Stabilität in Flexion und Extension. Abbildung 8.28 zeigt nochmals in Zusammenfassung die Reihenfolge der einzelnen chirurgischen Schritte.

Klinisches Beispiel

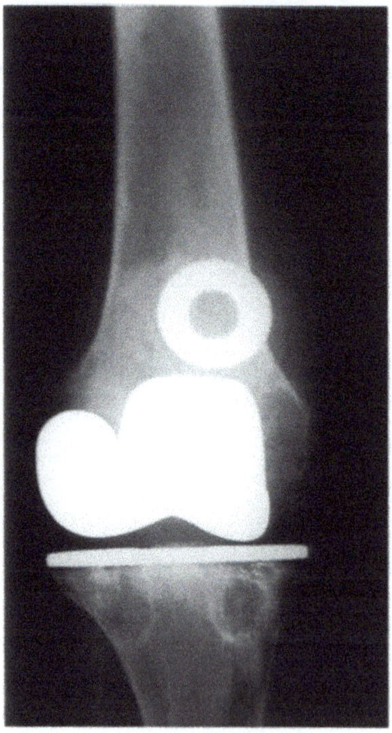

Abb. 8.29. Ausgangsbefund einer zementfrei eingesetzten lockeren Prothese. Um die Polyäthylenpacks sind schwere Osteolysen nachweisbar

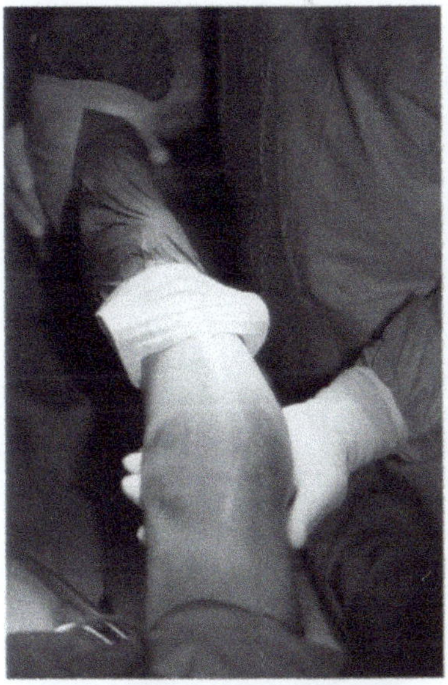

Abb. 8.30. Instabilität medial

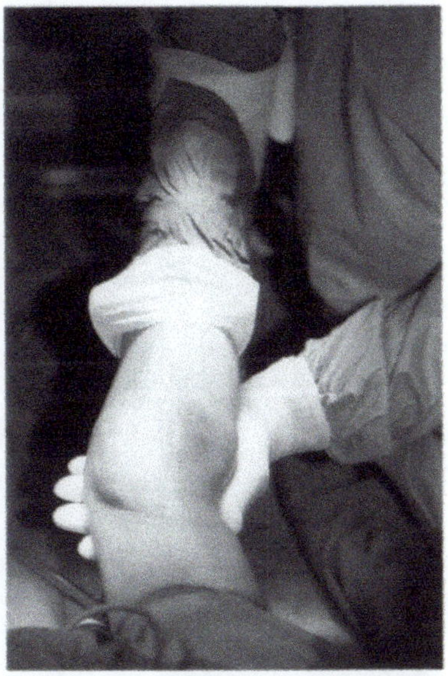

Abb. 8.31. Instabilität lateral

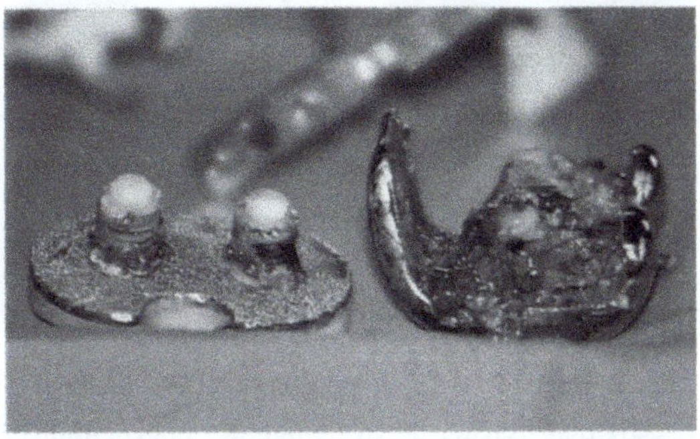

Abb. 8.32. Explantiertes Implantat mit aggressivem Granulationsgewebe um die Polyäthylenpacks

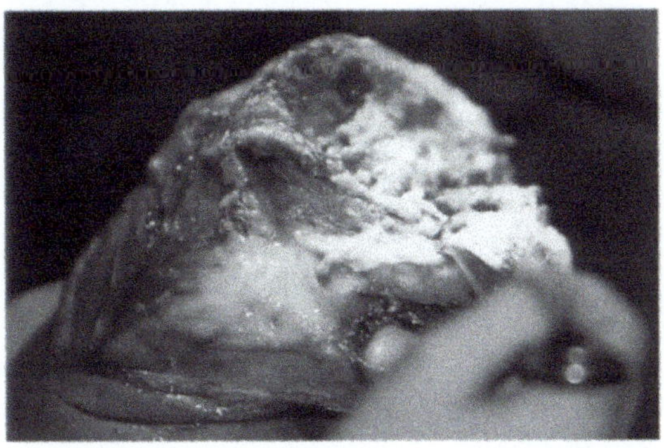

Abb. 8.33. Schwere knöcherne Defekte im Bereich des distalen Femurs

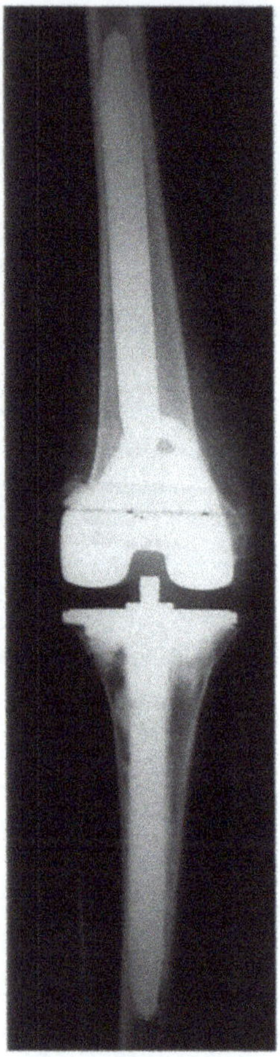

Abb. 8.34

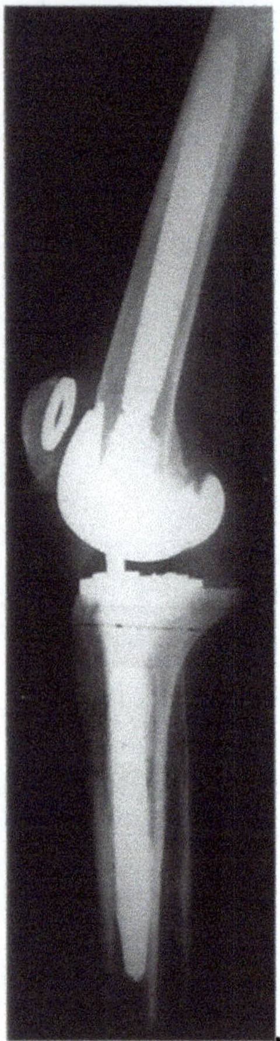

Abb. 8.35

Abb. 8.34/8.35. Z.n. Implantation des Wallaby III mit Auffüllung der knöchernen Defekte durch homologes Knochentransplantat

KAPITEL 9

Management der septischen Prothesenrevision

C. T. TREPTE

Periprothetische Infekte am Hüft- oder Kniegelenk zählen zu den schwerwiegendsten Komplikationen, deren Behandlung nach wie vor ein herausragendes Problem in der Endoprothetik darstellt.

schwerwiegende Komplikationen

Klassifikation und Ursachen

Vom Zeitpunkt des Auftretens des Infektes unterscheiden wir zwischen Früh- und Spätinfekt, nach der Pathogenese zwischen intraoperativer Kontamination und hämatogener oder lymphogener Infektion. Was den Zeitpunkt der Erstmanifestation anbelangt, so gibt es zahlreiche, zum Teil sehr differenzierte Klassifikationen.

intraoperativer Kontamination

hämatogener oder lymphogener Infektion

Fitzgerald und Kelly (1979) differenzieren zwischen früh perioperativ (1–2 Monate postoperativ), intermediär (2–24 Monate postoperativ) und Spätinfekt (mehr als 2 Jahre nach der Operation). Eine ähnliche Klassifikation geben Gristina und Kolkin (1983) und Habermann (1991) an.

früh perioperativ

intermediär

Spätinfekt

Die wohl aufwendigste Einteilung treffen Drobny und Munzinger (1991), die zwischen früh-akutem, früh-low-grade, früh-okkultem, spät-okkultem, spät-low-grade und spät-akutem Infekt unterscheiden.

Am praktikabelsten, nicht zuletzt in Hinblick auf die Therapie, erscheinen uns die Einteilungen nach Insall und Thompson (1986) – Frühinfekt 1–3 Monate postoperativ und Spätinfekt mehr als 3 Monate postoperativ und nach Härle (1989) Frühinfekt bis 6 Wochen postoperativ und Spätinfekt mehr als 6 Wochen postoperativ.

Antibiotikagabe

Antibiotikagabe

Da Frühinfekte durch Antibiotikagabe zumindest temporär und gar nicht so selten über die ersten 6–8 Wochen verschleiert werden können, bevorzugen wir die Insall-Klassifikation und würden das Auftreten eines Infektes innerhalb von drei Monaten als Frühinfekt definieren.

Nichtsdestoweniger überwiegen in unserem Krankengut ganz eindeutig Spätinfekte. So sahen wir bei 29 infizierten Kniegelenken, die wir im Zeitraum von 1992 bis Anfang 2000 behandelt haben, nur einen Frühinfekt. Bei einem Patienten musste man nach den akuten postoperativen Laborbefunden und der postoperativen Therapie von einem unterdrückten Frühinfekt ausgehen. Bei den übrigen Patienten ergaben sich anamnestisch und soweit eruierbar auch laborchemisch keine sicheren Hinweise auf einen unterdrückten Frühinfekt.

unterdrückter Frühinfekt

Auffällig erschien uns eine zeitliche Koinzidenz mit Zahneingriffen und entzündlichen Prozessen in der direkten Einstrombahn (eingewachsene Zehennägel, Vereiterungen nach Manipulation an den Nägeln), ein Fakt, auf den u.a. auch Erggelet und Gekeler (1998) und La Porte et al. (1999) hinweisen.

Wundheilungsstörung/oberflächlicher Infekt

Die Wundheilungsstörung bzw. ein oberflächlicher Infekt stellen keine Entität dar, sie stellen ein Phänomen dar, das sorgfältigst zu beachten ist. Es kann sich um die Frühsymptomatik eines tiefen Infektes, aber durchaus um ein lokales oberflächliches Geschehen handeln. Eine lokale Rötung und Überwärmung der direkten Umgebung der Wunde mit nur lokaler Druckdolenz deutet eher auf ein lokales Geschehen hin, eine diffuse Druckschmerzhaftigkeit eher auf einen generalisierten Infekt. Laborchemisch sind BSG, Leukozyten und CRP erhöht. Die Differentialdiagnose oberflächlicher/tiefer Infekt und die daraus abzuleitenden therapeutischen Konsequenzen stellen eine schwerwiegende Entscheidung dar, die viel Erfahrung erfordert.

Überwärmung
lokale Druckdolenz
diffuse Druckschmerzhaftigkeit

Eine Antibiose sollte sehr kritisch angesetzt werden, da sie die Gefahr in sich birgt, einen frühen Infekt in einen chronischen low-grade-Infekt zu überführen.

Antibiose

Im Zweifel sollte man der Revision den Vorzug geben, es besteht sonst die Gefahr, dass ein oberflächlicher Infekt auf die tiefen Schichten, insbesondere auf das Gelenk übergreift.

Die Revision sollte unter lokaler antiseptischer Behandlung (z. B. Einlegen von Lavasept-/Betaisadonna-Kompressen) und entsprechender antiseptischer Spülung erfolgen. Zeigt sich bei der Revision eine offene Verbindung zum Gelenk, so erscheint uns eine Revision unter Belassung der Prothese möglich. Die Angaben über die Erfolgsquoten von lokalen Revisionen schwanken. Die Möglichkeit, durch ein lokales Management den Prothesenaustausch zu vermeiden, ist jedoch grundsätzlich gegeben und sollte nach unserer Meinung genutzt werden.

Revision

Der Frühinfekt

Die klinischen Symptome treten als fulminantes Geschehen, aber auch protrahiert auf. Als typisch zu bewerten sind:

- persistierende Wundsekretion bzw. Wundheilungsstörung,
- erhöhte Temperaturen über den 3.–4. postoperativen Tag hinaus bzw. stark ansteigende Temperaturen,
- persistierende diffuse Schwellung und Rötung,
- anhaltende Schmerzen im OP-Gebiet.

Beim fulminanten Frühinfekt bestehen heftigste Schmerzen, das Kniegelenk wird in Schonhaltung gehalten und es bestehen deutlich erhöhte evtl. septische Temperaturen. Die BKS, Leukozyten und CRP sind mittelgradig bis stark erhöht.

fulminanter Frühinfekt

Das Gelenk sollte möglichst punktiert werden, um eine exakte Keimbestimmung zu erhalten. Im Zweifelsfall sollte die Punktion im OP erfolgen und ein etwa 1–2 cm langer Schnitt vor Punktion durchgeführt werden, um nicht Hautkeime zu asservieren.

Keimbestimmung

Bei eindeutiger klinischer Symptomatik sollte möglichst unverzüglich revidiert werden. Geschieht dies in den ersten 10–14 Tagen nach Operation bzw. nach Auftreten der ersten akuten Symptome, erscheint uns wie o. a. eine lokale Revision, sei sie nun offen oder arthroskopisch, gerechtfertigt.

Erster Schritt bei der Revision ist die Gewinnung von Erguss und evtl. auch Gewebe zur bakteriologischen und ggf. zytologischen und histologischen Untersuchung. Im Weiteren erfolgt die offene oder arthroskopische Synovektomie und das Debridement, wobei uns eine ausgiebige Spülung mit antiseptischer Lösung (z. B. 0,2% Lavasept) von eminen-

bakteriologische, zytologische und histologische Untersuchung

arthroskopische Synovektomie

ausgiebige Spülung

ter Bedeutung zu sein scheint. Wir spülen üblicherweise mit 5–10 l antiseptischer Lösung.

offener Debridement Jet-Lavage

Beim offenen Debridement führen wir eine Jet-Lavage mit o.g. Sicherheitsmenge durch. Auch wenn die Erfolgsaussichten des lokalen Debridements nach unseren Erfahrungen eher unter 30% liegen, scheint uns dieses Verfahren gerechtfertigt.

arthroskopisches Vorgehen

Das arthroskopische Vorgehen ist nach unserer Meinung ganz speziell dann gerechtfertigt, wenn organisatorische Zwänge einen evtl. erforderlichen Prothesenausbau oder Wechsel akut nicht zulassen. Es erscheint uns durchaus sinnvoll, als Notfalleingriff ein arthroskopisches Debridement und eine Keimreduzierung – und dann unter geplanten, optimierten Bedingungen den Wechsel oder den Prothesenausbau als Wahleingriff durchzuführen. So liegen uns in Einzelfällen gute Erfahrungen sogar mit einzeitigen beidseitigen Wechseln nach arthroskopischer Spülung zur Keimreduzierung vor.

einzeitige beidseitige Wechsel

■ *Cave:* Eine lokale offene oder auch arthroskopische Revision sollte in keinem Fall durch einen Operateur erfolgen, der nicht in der Lage ist, den gegebenenfalls erforderlichen ein- oder zweizeitigen Prothesenwechsel durchzuführen.

alleinige Antibiotikatherapie

Eine alleinige Antibiotikatherapie zur Behandlung eines Infektes erscheint uns obsolet und würden wir als Kunstfehler betrachten.

Der Spätinfekt

Die Diagnosestellung eines Spätinfektes kann mitunter sehr schwierig sein.

Ein Kniegelenk, das postoperativ über Monate nie beschwerdefrei wurde, muss dringend als infektverdächtig gelten. Laborwerte, die sich postoperativ nie normalisiert haben, sind ein weiterer deutlicher Hinweis auf das Vorliegen eines Infektes.

positive Knochenszintigraphie

negatives Knochenszintigramm

Eine positive Knochenszintigraphie ist nur wenig aussagekräftig und keinesfalls als dringender Hinweis auf einen Infekt zu werten. Lediglich ein negatives Knochenszintigramm scheint einen Infekt weitgehend auszuschließen.

Eine gewisse Sonderstellung nimmt der mehr oder minder akute Infekt Monate oder gar Jahre nach KNEP-Implantation ein. Wie bereits erwähnt, erscheint uns in diesem Zusammenhang die zeitliche Koinzidenz mit lokalen Infektionen in der Einstrombahn der Knieendoprothese, aber auch mit zahnärztlichen Eingriffen auffällig. Wir stufen einen derartigen akut aufgetretenen Infekt ebenfalls als Spätinfekt ein und behandeln ihn auch wie einen Spätinfekt, da eine akute Exazerbation eines chronischen low-grade-Infektes nicht auszuschließen ist.

Beim Spätinfekt stellt die ein- oder zweizeitige Austauschoperation die Therapie der Wahl dar. Auch in den dargestellten Fällen kann die adjuvante arthroskopische Revision zur Keimreduktion nützlich sein.

ein- oder zweizeitige Austauschoperation

Der zweizeitige Wechsel

Der zweizeitige Wechsel stellt das heute von den meisten Autoren empfohlene Verfahren dar. Erfolgsraten von bis zu 90% wurden bereits in den 80er-Jahren mitgeteilt (Insall et al. 1983; Gearen 1987; Wilde und Ruth 1988). Hirakawa et al. (1998) geben eine Erfolgsquote von 92% an, wenn der zweizeitige Wechsel nach Erstimplantation erfolgt, aber nur von 41% nach mehrfachen vorausgegangenen Operationen. Beim zweizeitigen Wechsel sollte man unterscheiden zwischen:

- Ausbau der Prothese und temporärer Ruhigstellung z.B. mit einem Fixateur externe,
- Ausbau der Prothese und Implantation von antibiotikatragenden Platzhaltern, wie Septopalketten oder Individual-Spacern,
- Ausbau der Prothese und Implantation eines antibiotikatragenden artikulierenden Spacers.

Was den zweizeitigen Wechsel anbelangt, so geben Goldmann et al. (1996) eine vorausberechnete 10-Jahres-Überlebensquote von etwa 77% an.

10-Jahres-Überlebensquote

Wir begannen in den 80er-Jahren mit dem zweizeitigen Wechsel unter Einsatz eines antibiotikabeladenen Spacers (Trepte und Puhl 1988).

Wunddebridement
ausgiebige Spülung
Gentamycin-PMMA-Spacer

Nach sorgfältigem Wunddebridement und ausgiebiger Spülung wurde ein dem Gelenkspalt individuell angepasster Gentamycin-PMMA-Spacer implantiert. Aufgrund der hohen lokalen Antibiotikakonzentration/Freisetzung konnte der Infekt gut beherrscht und durch die individuelle Ausformung die Länge der Weichteile erhalten werden.

Ein Nachteil lag aber darin, dass sich durch die Immobilisierung die Ausbildung von Muskelatrophien aber auch Kontrakturen nicht vermeiden ließ.

artikulierende antibiotikabeladene Zwei- evtl. Dreikomponenten-Spacer

Seit 1991 implantieren wir daher einen artikulierenden antibiotikabeladenen Zwei- evtl. Dreikomponenten-Spacer (Trepte 1997; Trepte und Bodenburg 1995). Durch die Implantation eines artikulierenden Spacers, der zweifelsfrei nicht die Funktion eines Kunstgelenkes übernehmen kann, ist aber trotzdem eine krankengymnastische Beübung möglich. Auf diese Weise lassen sich Muskelkontrakturen, aber auch Atrophien vermeiden. In Einzelfällen zeigte sich eine ausgesprochen gute Beweglichkeit (Abb. 9.1).

Keimbestimmung
Antibiotika-austestung

Grundsätzlich wird präoperativ vor der Wechseloperation eine Punktion zur Keimbestimmung und Antibiotikaaustestung durchgeführt. Die Patienten erhalten dann perioperativ und postoperativ ggf. das systemisch ausgetestete Antibiotikum. Die Operation erfolgt in Oberschenkelblutsperre. Das Gelenk wird über den ehemaligen Zugang eröffnet und aus-

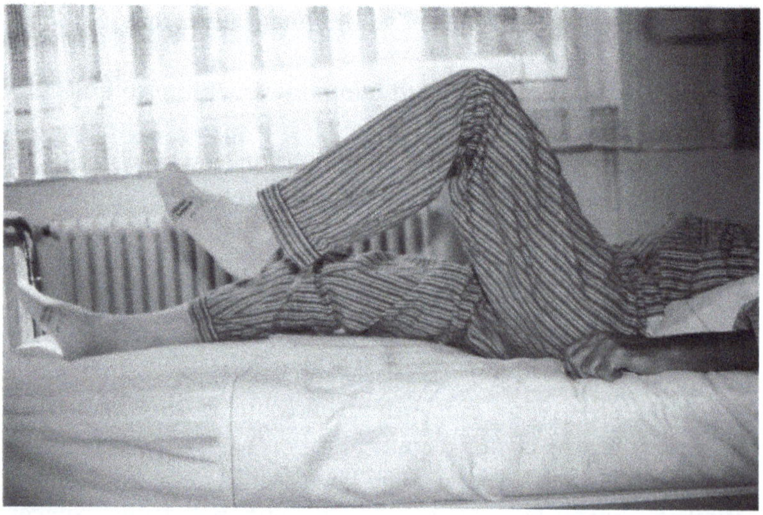

Abb. 9.1. Bewegungsumfang bei implantiertem artikulierendem PMMA-Spacer

giebig mit einer antiseptischen Lösung (z.B. 0,2% Lavasept) gespült. Es wird dann radikal debridiert und synovektomiert. Alle Prothesenanteile und sämtlicher Knochenzement werden subtil entfernt und es erfolgt eine Jet-Lavage mit 5–10 l 0,2%iger Lavaseptlösung. Fisteln werden exzidiert und die Weichteile so ausgiebig wie nötig, aber auch so sparsam wie möglich mobilisiert.

Entfernung zementlose Implantation

Die Entfernung einer stabil verankerten Prothese gestaltet sich speziell bei zementloser Implantation sehr schwierig. Wir untersägen die Prothese an der Knochen-Implantat-Grenze soweit wie möglich mit einer Stich- und/oder Oszillationssäge und versuchen dann verbleibende Brücken mit schmalen Osteotomen oder Meißeln zu durchtrennen. Die Entfernung von zementierten Prothesen gestaltet sich einfacher, da der spröde Zement deutlich über die Eindringtiefe der Meißel hinaus aufplatzt oder zerspringt. Das ehemalige Implantatbett wird sorgfältig gereinigt und kurettiert, eine Nachresektion erfolgt üblicherweise nicht, um den Knochenstock weitestgehend zu erhalten (Abb. 9.2a,b).

zementierte Prothesen

Es erfolgt nun die Zubereitung des antibiotikatragenden artikulierenden Spacers. Liegen nur begrenzte Knochendefekte vor, verwenden wir tibial wie femoral 60 g Refobacin-Palacos. Seit etwa Mitte der 90er-Jahre mischen wir routinemäßig, sofern die Resistenztestung dies bestätigt, Amoxicillin + Clavulansäure (Augmentan) in einer Dosierung von mindestens 4,4 g Trockensubstanz auf 60 g Refobacin-Palacos zu.

Zumischungen

Im Bedarfsfall können auch deutlich höhere Zumischungen von über 10 Gewichtsprozenten erfolgen, da der Spacer ohnehin nur 6–10 Wochen in situ verbleibt. Die pulverförmige Komponente des Knochenzementes wird gründlich mit dem pulverförmigen Antibiotikum vermengt und dann in die flüssige Komponente eingerührt. Je nach Menge des zugefügten Antibiotikums ist der Zement deutlich zäher und visköser als üblich; dies muss bei der Ausformung des Spacers bzw. der Spacerkomponenten berücksichtigt werden.

Wenn der Zement abzubinden beginnt, wird er grob ausgeformt und auf das gut befeuchtete Prothesenlager aufgelegt bzw. aufgetragen. Nun erfolgt die definitive Ausformung. Die Formgebung orientiert sich an der Form der üblichen totalkondylären Prothesen. Wenn möglich wird auch ein retropatellarer Spacer eingesetzt. Die Höhe der Komponenten sollte zu keiner zu hohen Bandspannung führen, damit das

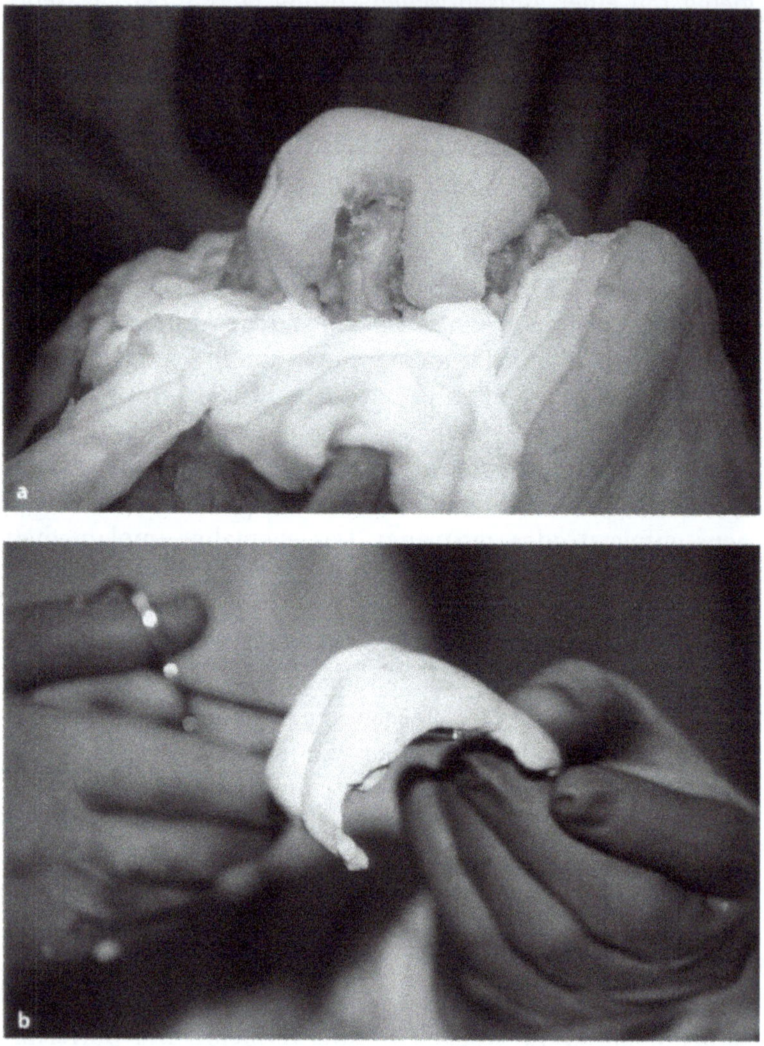

Abb. 9.2. a Artikulierender PMMA-Spacer in situ; **b** ausgeformter artikulierender PMMA-Spacer

Gelenk in der postoperativen Phase ohne größere Probleme durchbewegt werden kann.

Das Knochenlager wird gut angefeuchtet, anschließend werden die tibiale und dann die femorale Komponente ausgeformt. Wenn der Knochenzement auszuhärten beginnt, wird er in situ gebracht und der anatomischen Situation angepasst. Die Form sowohl der tibialen als auch der femoralen Komponente orientiert sich an den gängigen totalkondylären Knieendoprothesen. Knochendefekte im Prothesenlager werden mit antibiotikabeladenem Knochenzement aufgefüllt.

Knochenlager

Weist der Spacer beim Einbringen eine relativ rauhe Oberfläche auf, so zeigt sich bereits bei der Entfernung nach 6–8 Wochen eine glatt polierte Oberfläche.

Oberfläche

Nach Implantation des Spacers werden regelmäßig (einmal wöchentlich) die üblichen Laborparameter wie BSG, Leukozyten und quantitatives CRP kontrolliert. In unserem Krankengut kam es mit Ausnahme weniger Fälle innerhalb von 6–8 Wochen zu einer weitestgehenden Normalisierung der Laborparameter und es wurde dann eine Prothesenreimplantation durchgeführt. Im Falle eines Fortbestehens des Infektes besteht die Rückzugsmöglichkeit auf eine Arthrodese, oder aber es besteht die Möglichkeit einer nochmaligen Revision. Es muss dann allerdings keine fest sitzende Prothese entfernt werden mit den üblicherweise deutlichen Knochenverlusten.

Laborparameter
BSG, Leukozyten
quantitative CRP

Prothesenreimplantation
Arthrodese

Bei Wahl der Prothesenfixation muss bedacht werden, dass der Knochenzement eine sehr große Oberfläche aufweist, die eine großzügige Freisetzung von Antibiotika gewährleistet.

Da das Gelenk postoperativ durchbewegt wird, kommt es auch nicht zur Ausbildung einer Gewebemembrane über den antibiotikatragenden Komponenten, die die Antibiotikafreisetzung behindern könnte.

Prinzipiell ist auch eine ambulante Behandlung möglich.

Der einzeitige Wechsel

Dieses Verfahren wird ganz speziell in der Endoklinik Hamburg propagiert (v. Foerster und Wessendorf 1987; v. Foerster et al. 1991) und ist eine in der Hand von Erfahrenen offensichtlich sehr erfolgreiche Methode (v. Foerster 2000). Auch Göksan und Freeman (1997) empfehlen den einzeitigen Wechsel, wobei die o.g. Autoren einen modifizierten prolongierten einzeitigen Wechsel ausführen.

Vorteile dieses Verfahrens

Die Vorteile dieses Verfahrens sind evident: Man benötigt nur eine Operation, der Krankenhausaufenthalt ist deutlich kürzer. Postoperativ läßt sich eine weitgehende routinemäßige Physiotherapie durchführen, Weichteilverkürzungen/Verkalkungen und Muskelkontrakturen können vermieden werden.

schlechte Ergebnisse

Habermann (1991) und Scott (1993) berichten über schlechte Ergebnisse beim einzeitigen Wechsel und schlagen daher den zweizeitigen Wechsel vor.

Wir bevorzugen den zweizeitigen Wechsel, haben jedoch in Einzelfällen sehr gute Ergebnisse mit einzeitigen Wechseln erreicht.

So haben wir u.a. bei zwei Patientinnen mit beidseitig infizierten Knieendoprothesen den beidseitigen einzeitigen Wechsel durchgeführt. Bei diesen Patientinnen wurde zunächst eine arthroskopische Keimreduktion durchgeführt. Im weiteren Verlauf wurde dann gezielt der einzeitige beidseitige Wechsel durchgeführt. Der einzeitige Wechsel wurde durchgeführt, da der zweizeitige Wechsel bei beidseitiger Infektion eine langdauernde Immobilisation erforderlich gemacht hätte.

Wahl des Implantates

verkoppelte Knieendoprothese

Als definitives Implantat haben wir in den meisten Fällen eine mehr oder minder stark verkoppelte Knieendoprothese implantiert. Es handelte sich um sog. „constrained-condylar-Prothesen“ oder um posterior stabilisierte Prothesen. Nur in Ausnahmefällen konnten wir bis dato eine standardmäßige totalkondyläre Prothese implantieren, da mit einer Standardprothese üblicherweise keine ausreichende Stabilität zu erreichen war. Dies liegt u.a. daran, dass bei der Revision und beim Debridement nahezu ausnahmslos das hintere Kreuzband reseziert werden musste bzw. funktionell wichtige sehr große Anteile bei der Revision geopfert werden mussten. Darüber hinaus ergab sich durch die erforderliche Knochenresektion in vielen Fällen ein relativ großer Extensions- und Flexionsspalt, der mit der üblichen Implantathöhe nicht zu kompensieren war.

hinteres Kreuzband

Bis heute haben wir nur in einem Fall einen Arthrodesenstab eingesetzt.

Arthrodesenstab

Sinnvollerweise finden heute modulare Prothesensysteme Anwendung. Es wäre nach unserer Meinung wünschenswert, wenn von der Industrie ein modulares System angeboten würde, das bei gleichem Zuschnitt des Prothesenlagers sowohl die Implantation einer standardmäßigen totalkondylären Oberflächenendoprothese bis hin über eine posterior stabilisierte oder intrinsisch stabilisierte constrained-condylar-Knieprothese zuließe.

modulare Prothesensysteme

Zusammenfassend erscheint uns der zweizeitig septische Wechsel Vorteile zu bieten, auch wenn die Hospitalisation länger und ein zusätzlicher Eingriff erforderlich ist. So bietet die Implantation eines artikulierenden Spacers die Rückzugsmöglichkeit ohne weiteren größeren Knochenverlust, da der Spacer ja lediglich auf das Prothesenlager aufgelegt wurde. Die Knochenresektion bei der Revisionsoperation ist meist sehr gering.

zweizeitig septische Wechsel

Im Falle eines Fortbestehens des Infektes bleibt die Rückzugsmöglichkeit auf eine Arthrodese bestehen bzw. ist eine nochmalige Revision möglich, ohne dass eine fest sitzende Prothese mit den damit verbundenen Problemen des Knochenverlustes entfernt werden müsste.

Rückzugsmöglichkeit Arthrodese

Literaturverzeichnis

Literatur zu Kapitel 1

1. Bert JR, Maschka K (1989) The arthroscopic treatment of unicompartmental gonarthrosis. Arthroscopy 5:25–32
2. Chang RW et al (1989) Arthr and Rheum 36:289–296
3. Dzioba RB (1985) The classification and treatment of acute cartilage lesions. Arthroscopy 4:131–135
4. Felson W et al (1985) Arthr and Rheum 20(Suppl 3):42–52
5. Friedmann MJ, Berasi, CC, Fox JM, Del Pizzo, W, Snyder SJ, Ferkel RD (1984) Preliminary results with abrasion arthroplasty in the osteoarthritic knee. Clin Orthop. 182:200–205
6. Fujisawa Y, Masuhara K, Shiomi S (1979) The effect of high tibial osteotomy on osteoarthritis of the knee. Orthop Clin 10:585
7. Grammont R (1985) Orthopäde 14:193–202
8. Grifka J (1994) Kniegelenksarthrose. Thieme, Stuttgart New York
9. Jakob P, Staubli HU (1990) Kniegelenk und Kreuzbänder. Springer, Berlin
10. Insall JN, Joseph DM, Miska C (1984) High tibial osteotomy for varus gonarthrosis. J Bone Joint Surg 66A:1040–1048
11. Wittenberg MR et al (1988) Arthroscopy 1:138–142

Literatur zu Kapitel 2

1. Bartel DL, Burstein, AH, Santavicca EA, Insall JN (1982) Performance of the tibial component in total knee replacement. Conventional and revision designs. J Bone Joint Surg 64A:1026
2. Behrens JC, Walker PS, Shoji H (1974) Variation in strength and structure of cancellous bone at the knee. J Biomech 7:201
3. Coventry M (1979) Two part total knee arthroplasty. Evolution and present status. Clin Orthop. 145:29

4. Dorr LD, Conaty JP, Schreiber R, Mehne DK, Hall D (1985) Technical factors that influence mechanical loosening of total knee arthroplasty. In: Dorr LD (ed) The Knee. Papers of The First Scientific Meeting of The Knee Society. University Park Press, Baltimore, pp 121–135
5. Dorr LD, Yee L (1985) Preservation of the joint line in total knee arthroplasty. In: Dorr LD (ed) The Knee. Papers of The First Scientific Meeting of The Knee Society. University Park Press, Baltimore, pp 75–82
6. Ducheyne P, Kagan A, Lacey JA (1978) Failure of total knee arthroplasty through loosening and deformation of the tibial component: J Bone Joint Surg 60A:384
7. Ewald FC, Jacobs MA, Walker PS, Thomas WH, Scott, RD, Sledge CB (1985) Accuracy of total knee replacement component position and relation to bone-cement interface reaction. In: Dorr LD (ed) The Knee. Papers of The First Scientific Meeting of the Knee Society. University Park Press, Baltimore, pp 117–120
8. Goldberg D, Henderson B (1980) The Freeman-Swanson ICLH total knee arthroplasty, complications and problems. J Bone Joint Surg 62A(8):1133
9. Hungerford D, Krackow R, Kenna R (1983) Total Knee Arthroplasty: A Comprehensive Approach. Williams & Wilkins, New York
10. Insal JN (1985) Technique of total knee replacement. In: Dorr LD (ed) The Knee. Papers of the First Scientific Meeting of The Knee Society. University Park Press, Baltimore, pp 23–26
11. Insall JN, Scott WN, Ranawat CS (1979) The total condylar knee prosthesis – a report of 220 cases. J Bone Joint Surg 61A(3):173
12. Kapandji, IA (1970) Physiology of the Joint. Churchill-Livingston, London
13. Kettlekamp D, Chao EY (1972) Method for quantative analysis of medial and lateral compressive forces at the knee during standing. Clin Orthop 83:202
14. Lotke P, Ecker M (1977) Influence of Position of Prosthesis in Total Knee Replacement. J Bone Joint Surg 59A:77
15. Malluche HH, Faugere MC, Dorr LD (1984) Static and dynamic bone histology in primary and revision total knee arthroplasty. Trans Orthop Res Soc 9:105
16. Rand JA, Bryan RS (1985) Alignment in porous coated anatomic total knee arthroplasty. In: Dorr LD (ed) The Knee, Papers of the first Scientific Meeting of The Knee Society. University Park Press, Baltimore, pp 111–116
17. Scott RD (1982) Duopatellar total knee replacement – Brigham experience. Orthop Clin North Am 13(1):89

18. Skolnick M, Coventry M, Ilstrup D (1976) Geometric total knee arthroplasty, a two-year follow-up study. J Bone Joint Surg 58A:749
19. Snepper O, Christianson P, Larson H, Jong PS (1981) Mechanical testing of trabecular bone in knee replacement. Int Orthop 5:251
20. Townley CO (1985) The anatomic total knee: Instrumentation and alignment technique. In: Dorr LD (ed) The Knee. Papers of the First Scientific Meeting of The Knee Society. University Park Press, Baltimore, pp 39–52

Literatur zu Kapitel 3

1. Berger RA, Rubash HE, Seel MJ, Thompson WH, Crosset LS (1993) Determining the rotational alignment of the femoral component in total knee arthroplasty using the epicondylar axis. Clin Orthop 286:40–47
2. Insall JN, Ranawat CS, Scott WN, Walker P (1976) Condylar Knee replacement: preliminary report. Clin Orthop 120:149–154
3. Insall JN, Scott WN, Ranawat CS (1979) The total condylar Knee Prosthesis. A report of two hundred and twenty cases. JBJS 61A:173–180
4. Insall JN, Lachiewitz PF, Burstein AH (1982) The posterior stabilized condylar prothesis: A modification of the total condylar design. Two to four year clinical experience. JBJS 64A:1317–1323
5. Jeffery RS, Morris RW, Denham RA (1991) „Coronal alignment after total knee replacement“. JBJS 73B:709–714
6. Laskin RS (1991) Bone resection techniques in total knee replacement. In: Laskin RS (ed) Total Knee Replacement. Springer, Berlin New York
7. Moreland JR (1988) Mechanics of failure of total knee arthroplasty. Clin Orthop 226:49
8. Reed SC, Gollish J (1997) The acurracy of femoral intramedullary guides in total Knee arthroplasty. J Arthroplasty 12(6):677–682
9. Ritter MA, Faris PM, Keating EM (1994) Postoperative Alignment of total knee replacement: its effect on survival. Clin Orthop 299:153
10. Sambatakakis A, Wilton TJ, Newton G (1991) Radiographic sign of persistent soft tissue imbalance after Knee replacement. JBJS 73B:751–756

11. Wasielewski RC, Galante JO, Leighty RM et al (1994) Wear patterns on retrieved polyethylene tibial inserts and their relationship to clinical Considerations due to total knee arthroplasty. Clin Orthop 299:31
12. Whiteside LA, Armador DD (1988) The effect of posterior tibial slope on knee stability after ortholoc total knee arthroplasty. J Arthroplasty 3:Suppl 51–57

Literatur zu Kapitel 4

1. Ranawat CS, Flynn WF Jr, Saddler S, Hansraj KK, Maynard MJ (1993) Long-term results of the total condylar knee arthroplasty – a 15-year survivorship study. Clin Orthop 286:94–102
2. Ritter MA, Campbell E, Faris PM, Keating EM (1989) Long-term survival analysis of the posterior cruciate condylar total knee arthroplasty – a 10-year evaluation. J Arthroplasty 4:293–296
3. Scuderi GR, Insall JN, Windsor RE, Moran MC (1989) Survivorship of cemented knee replacements. J Bone Joint Surg Br 71:798–803
4. Stern SH, Insall JN (1992) Posterior stabilized prosthesis – results after follow-up of nine to twelve years. J Bone Joint Surg Am 74:980–986
5. Vince KG, Insall JN, Kelly MA (1989) The total condylar prosthesis: 10- to 12-year results of a cemented knee replacement. J Bone Joint Surg Br 71:793–797
6. Freeman MAR (1980) The surgical anatomy and pathology of the arthritic knee. In: Freeman MAR (ed) Arthritis of the knee: clinical features and surgical management. Springer, Berlin, pp 31–56
7. Perry J (1990) Pathologic gait. Instr Course Lect 39:325–331
8. Tew M, Forster IW (1987) Effect of knee replacement on flexion deformity. J Bone Joint Surg Br 69:395–399
9. Dorr LD (1993) Total knee replacement: from exposure to soft tissue balance. Orthop Today, 13
10. Tanzer M, Miller J (1989) The natural history of flexion contracture in total knee arthroplasty: a prospective study. Clin Orthop. 248:129–134
11. Schurman D, Parker J, Ornstein D (1985) Total condylar knee replacements: a study influencing range of motion as late as two years after arthroplasty. J Bone Joint Surg Am 67:1006–1014

12. Firestone TP, Krackow KA, Davis JD IV, Teeny SW, Hungerford DS (1992) The management of fixed flexion contratures during total knee arthroplasty. Clin Orthop 284:221–227
13. Ritter MA, Faris PM, Keating EM (1988) Posterior cruciate ligament balancing during total knee arthroplasty. J Arthroplasty 3:323–326
14. Laskin RS, Rieger M, Schob C, Turen C (1988) The posterior-stabilized total knee prosthesis in the knee with severe fixed deformity. Am J Knee Surg 1:199–203

Literatur zu Kapitel 5

1. Aglietti P, Windsor RE, Buzzi R, Insall JN (1989) Arthroplasty for the stiff or ankylosed knee. J Arthroplasty 4:1–5
2. Augereau B, Travers V, Le Balch T, Witvoet J (1987) Total hip and knee arthroplasties in hemophilia. Apropos of 27 cases. Rev Chir Orthop 73:381–384
3. Bradley GW, Freeman MA, Albrektsson BE (1987) Total prosthetic replacement of ankylosed knees. J Arthroplasty 2:179–183
4. Fox JL, Poss R (1981) The role of manipulation following total knee replacement. J Bone Joint Surg Am 63:357–362
5. Firestone TP, Krackow KA, Davis JD IV, Teeny SM, Hungerford DS (1992) The management of fixed flexion contractures during total knee arthroplasty. Clin Orthop 284:221–227
6. Goletz TH, Henry JH (1986) Continuous passive motion after total knee arthroplasty. South Med J 79:1116–1120
7. Harvey IA, Barry K, Kirby SB, Johnson R, Elloy MA (1993) Factors affecting the range of movement of total knee arthroplasty. J Bone Joint Surg Br 75:950–955
8. Lachiewicz PF, Inglis AK, Insall JN, Sculco TP, Hilgartner MW, Bussel JB (1985) Total knee arthroplasty in hemophilia. J Bone Joint Surg Am 67:1361–1366
9. McPherson EJ, Cushner FD, Schiff CF, Friedman RJ (1994) Natural history of uncorrected flexion contractures following total knee arthroplasty. J Arthroplasty 9:499–502
10. Mullen JO (1983) Range of motion following total knee arthroplasty in ankylosed joints. Clin Orthop 179:200–203
11. Nicholls DW, Dorr LD (1990) Revision surgery for stiff total knee arthroplasty. J Arthroplasty 5(suppl):S73–S77
12. Parsley BS, Engh GA, Dwyer KA (1992) Preoperative flexion. Does it influence postoperative flexion after posterior-cruciate-retaining total knee arthroplasty? Clin Orthop 275:204–210

13. Ranawat CS, Rose HA, Rich DS (1984) Total condylar knee arthroplasty for valgus and combined valgus-flexion deformity of the knee. Instr Course Lect 33:412–416
14. Rose HA, Hood RW, Otis JC, Ranawat CS, Insall JN (1982) Peroneal-nerve palsy following total knee arthroplasty. A review of the Hospital for Special Surgery experience. J Bone Joint Surg Am 64:347–351
15. Sarokhan AJ, Scott RD, Thomas WH, Sledge CB, Ewald FC, Cloos DW (1983) Total knee arthroplasty in juvenile rheumatoid arthritis. J Bone Joint Surg Am 65:1071–1080
16. Schurman DJ, Parker JN, Ornstein D (1985) Total condylar knee replacement. A study of factors influencing range of motion as late as 2 years after arthroplasty. J Bone Joint Surg Am 67:1006–1014
17. Schurman JR II, Wilde AH (1990) Total knee replacement after spontaneous osseous ankylosis. A report of three cases. J Bone Joint Surg Am 72:455–459
18. Scott RD, Siliski JM (1985) The use of a modified V-Y quadricepsplasty during total knee replacement to gain exposure and improve flexion in the ankylosed knee. Orthopedics 8:45–48
19. Shoji H, Solomonow M, Yoshino S, D'Ambrosia R, Dabezies E (1990) Factors affecting postoperative flexion in total knee arthroplasty. Orthopedics 13:643–649
20. Tanzer M, Miller J (1989) The natural history of flexion contracture in total knee arthroplasty. A prospective study. Clin Orthop 248:129–134
21. Tew M, Forster IW (1987) Effect of knee replacement on flexion deformity. J Bone Joint Surg Br 69:395–399
22. Trousdale RT, Hanssen AD, Rand JA, Cahalan TD (1993) V-Y quadricepsplasty in total knee arthroplasty. Clin Orthop 286:48–55
23. Whiteside LA, Ohl MD (1990) Tibial tubercle osteotomy for exposure of the difficult total knee arthroplasty. Clin Orthop 260:6–9
24. Wolff AM, Hungerford DS, Krackow KA, Jacobs MA (1989) Osteotomy of the tibial tubercle during total knee replacement. A report of 26 cases. J Bone Joint Surg Am 71:848–852

Literatur zu Kapitel 6

1. Gustke K (1999) Persönliche Mitteilung

Literatur zu Kapitel 7

1. Brick GW, Scott RD (1988) The patellofemoral component of total knee arthroplasty. Clin Orthop 231:163
2. Boiardo RA, Dorr LD (1986) Surgical approaches for total knee replacement arthroplasty. Contemp Orthop 12:60
3. Buechel FF (1982) A simplified evaluation system for the rating of knee function. Orthop Rev 9:97
4. Buechel FF (1990) A sequential three-step lateral release for correcting fixed valgus knee deformities during total knee arthroplasty. Clin Orthop 260:170
5. Buechel FF, Pappas MJ (1989) New Jersey low contact stress knee replacement system (ten-year evaluation of meniscal bearings). Orthop Clin North Am 2:147
6. Buechel FF (1988) How to correct valgus and lateral approaches. AAOS Course: Techniques of Total Knee Arthroplasty, Philadelphia, Pennsylvania, May 7
7. Cameron HU, Fedorkow DM (1982) The patella in total knee arthroplasty. Clin Orthop 165:197
8. Clayton ML, Thirupathi R (1982) Patellar complications after total condylar arthroplasty. Clin Orthop 170:152
9. Ewald FC (1988) Correction of ankylosis and flexion contractures. AAOS Course: Techniques of Total Knee Arthroplasty. Philadelphia, Pennsylvania, May 7
10. Insall JN (1981) Technique of total knee arthroplasty. In AAOS Instructional Course Lectures. CV Mosby, St. Louis, pp. 324–334
11. Insall JN (1981) Techniques of total knee replacement. Instr Course Lect 30:324
12. Kayler DE, Lyttle D (1988) Surgical interruption of patellar blood supply by total knee arthroplasty. Clin Orthop 229:221
13. Keblish PA (1985) Valgus deformity in TKR: The lateral retinacular approach. Orthop Trans 9:28
14. Keblish PA (1986) Valgus deformity in TKR: The lateral retinacular approach. Proc. AAOS 53rd Annual Meeting, New Orleans, Louisiana, Feb 20–25
15. Keblish PA (1987) The lateral approach in valgus TKR. Proc AAOS 54th Annual Meeting, San Francisco, California, Jan 22
16. Keblish PA (1989) Correction of fixed deformities during total knee arthroplasty. Issues in Orthopaedic Implant Techniques Course, St. Thomas, April 21
17. Keblish PA (1987) The lateral approach in valgus TKR. Lehigh Valley Hospital Center, Allentown, PA
18. Keblish PA (1988) The lateral approach in valgus TKR. AAOS Video Tape, Permanent File

19. Lieb, FJ, Perry, J (1968) Quadriceps function. J Bone Joint Surg. 50A:1535
20. Merkow RL, Soudry M, Insall JN (1985) Patellar dislocation following total knee replacement. J Bone Joint Surg 67A:1321
21. Scapinelli R (1967) Blood supply of the human patella. J Bone Joint Surg 49B:563
22. Scott RD, Siliski JM (1985) The use of a modified V-Y quadriceps plasty during TKR to gain exposure & improve flexion in the ankylosed knee. Orthopedics 8:45
23. Scott RD, Turoff N, Ewald FC (1982) Stress fracture of the patella following duopatellar total knee arthroplasty with patellar resurfacing. Clin Orthop 170:147
24. Surgical reconstruction of the arthritic knee, I and II, Orthop (1989) Clin North am 20:1–2
25. Wetzner SM, Bezreh JS, Scott RD, Bierbaum BE, Newberg AH (1985) Bone scanning in the assessment of patellar viability following knee replacement. Clin Orthop 199:215
26. Wolff AM, Hungerford DS, Krackow KA, Jacobs MA (1989) Osteotomy of the tibial tubercle during total knee replacement. J Bone Joint Surg 71A:848

Literatur zu Kapitel 8

1. Altchek D, Sculco TP, Rawling B (1989) Autogenous bone grafting for severe angular deformity in total knee arthroplasty. J Arthroplasty 4:151–156
2. Brooks PJ, Walker PS, Scott RD (1984) Tibial component fixation in deficient tibial bone stock. Clin Orthop. 184:302–308
3. Dorr LD, Boirdo RA (1986) Technical considerations in total knee arthroplasty. Clin Orthop 205:5–11
4. Dorr LD, Ranawat CS (1984) Bone grafts for tibial deficits in total knee arthroplasty. In: Dorr LD (ed) Revision of total hip and knee. University Park Press, Baltimore, Md, p 143
5. Dorr LD, Ranawat CS, Sculco TP et al (1986) Bone graft for tibial defects in total knee arthroplasty. Clin Orthop 205:153–165
6. Insall JN (1984) Total knee replacement. In: Insall JN (ed) Surgery of the knee. Churchill Livingstone, New York
7. Laskin RS (1989a) The surgical technique for the performance of a total knee replacement arthroplasty. Orthop Clin North Am 20-3:31–48
8. Laskin RS (1989b) Total knee replacement in the presence of large bony defects of the tibia and marked knee instability. Clin Orthop 248:66–70

9. Laskin RS, Cameron H, Light R (1985) Correction of tibial bone loss during total knee replacement. A scientific exhibit presented at the 52nd annual meeting of the American Academy of Orthopaedic Surgeons, Las Vegas, Nevada
10. Laskin RS, Rieger M, Schob C, Turen C (1988) The posterior stabilized total knee prosthesis in the knee with a severe fixed deformity. Am J Knee Surg 1:199–203
11. Lotke PA, Wong R, Ecker ML (1985) The management of large tibial defects in primary total knee replacement. A scientific presentation at the 52nd annual meeting of the American Academy of Orthopaedic Surgeons, Las Vegas, Nevada
12. Merkel KD, Johnson EW (1986) Supracondylar fracture of the femur after total knee arthroplasty. J Bone Joint Surg Am 68:29–43
13. Ranawat CS (1985) How to compensate for bone loss. In: Ranawat CS (ed) Total condylar knee arthroplasty. Springer, New York
14. Ritter MA (1986) Screw and cement fixation of large defects in total knee arthroplasty. J Arthroplasty 1:125–130
15. Sneppen O, Christensen P, Larsen H, Vary PS (1981) Mechanical testing of trabecular bone in knee replacement. Int Orthop 5:251
16. Vince KG, Dorr LD (1987) Surgical technique of total knee arthroplasty: principles and controversy. Techn Orthop 1:69–82
17. Windsor RE, Insall JN, Sculco TP (1986) Bone grafting of tibial defects in primary and revision total knee arthroplasty. Clin Orthop. 205:153–165

Literatur zu Kapitel 9

1. Coventry MB, Bryan RS (1979) Arthrodesis of the knee following total knee arthroplasty. JBJS 61A:181 185
2. Drobny TK, Munzinger U (1991) Zur Problematik der infizierten Knieprothese. Orthopäde 20:239–243
3. Drobny TK, Munzinger U, Chromiak J (1995) Der zweizeitige Wechsel bei der Behandlung der infizierten Knieprothese. Ortho2päde 24:590–596
4. Fitzgerald RH, Kell PJ (1979) Total joint arthroplasty. Biologic cases failure. Mayo Clinic Proc 54:590–596
5. Foerster G von (2000) Einzeitiger Prothesenwechsel. Vortrag: Pro und Contra. Münsteraner Streitgespräche, Januar

6. Foerster G von, Wessendorf C (1987) Behandlung und mittelfristige Ergebnisse von infizierten Kniegelenksprothesen. In: Primär- und Revisionsarthroplastik. Springer, Berlin New York
7. Foerster G von, Klüber D, Kärler U (1991) Mittel- bis langfristige Ergebnisse nach Behandlung von 118 periprothetischen Infektionen durch einzeitige Austauschoperation. Orthopädie 20:244–252
8. Goldmann RT, Scuderi GR, Insall JN (1996) 2-stage reimplantation for infected total knee replacement. Clin Orthop 331:118–124
9. Gristina AG, Kolkin J (1983) Total joint replacement and sepsis. JBJS 65A:128–134
10. Habermann ET (1991) The infected total knee arthroplasty. In: Laskin RS (ed) Total knie replacement. Springer, Berlin New York
11. Härle A (1989) Dokumentation und Qualitätskontrolle. Z Orthop 127:488–491
12. Hirakawa K, Stulberg BN, Wilde AH, Bauer TW, Selic M (1998) Results of 2-stage reimplantation for infected total knee arthroplasty. J Arthrosplasty 13,1:22–28
13. Insall JN, Thompson FM (1986) Infections in total knee arthroplasty. In: Efthekar NS (ed) Infection in joint replacement surgery. Prevention and Management. Churchill and Livingstone NY, pp 363–371
14. Kaufer H, Mathews L: Resection Arthroplasty: An Alternative to Arthrodesis for salvage of infected total knee arthroplasty. In: Anderson L (ed) American Academy of Orthopedic Surgeons instructional course. Lectures series, vol 35. St. Louis, CV Mosby 75A:282–289
15. Rand JA (1988) Alternatives to the reimplantation for salvage of the total knee arthroplasty. JBSJ 75A:1087–1098
16. Scott RD, Stockley I, Getty CJM (1993) Exchange Arthroplasty for infected Knee replacement. A new 2-stage method. JBJS 75B:28–31
17. Trepte CT, Puhl W (1998) Der Gelenkersatz mit der zementierten RMC-Knieendoprothese. Akt Rheumatol 13:132–137
18. Trepte CT, Bodenburg R (1995) Zweizeitig septischer Prothesenwechsel unter Verwendung eines speziellen antibiotikabeladenen Spacers. In: Rabenseifner L (ed) Probleme der Knieendoprothetik. Thieme, Stuttgart New York, pp 88–92
19. Trepte CT (1997) In: Jerosch J (ed) Knie-TEP-Revisionseingriffe. Thieme, Stuttgart New York, pp 90–93
20. Windsor RE, Insall JN, Urs WK, Brause BD (1990) Two stage reimplantation für the salvage of total knee arthroplasty complicated by infection. JBJS 72A:272–278

Sachverzeichnis

P

Q

R

S

GPSR Compliance
The European Union's (EU) General Product Safety Regulation (GPSR) is a set of rules that requires consumer products to be safe and our obligations to ensure this.

If you have any concerns about our products, you can contact us on

ProductSafety@springernature.com

In case Publisher is established outside the EU, the EU authorized representative is:

Springer Nature Customer Service Center GmbH
Europaplatz 3
69115 Heidelberg, Germany

www.ingramcontent.com/pod-product-compliance
Ingram Content Group UK Ltd.
Pitfield, Milton Keynes, MK11 3LW, UK
UKHW052005051026
15624UKWH00003B/571
* 9 7 8 3 7 9 8 5 1 2 6 8 9 *